スタッフから患者さんに伝えたい

慢性腎臓病(CKD)食事指導のポイント

第3版
そのまま使える指導媒体付き

「慢性腎臓病に対する食事療法基準2014」
「日本食品標準成分表2015（七訂）」 準拠

飯田喜俊　兼平奈奈　編集

医歯薬出版株式会社

編集・執筆者一覧

● 編集・執筆

飯田喜俊　仁真会白鷺病院顧問　内科

兼平奈奈　東海学園大学准教授　健康栄養学部管理栄養学科

● 執筆

奥野仙二　仁真会白鷺病院副院長　内科

谷澤隆邦　たにざわこどもクリニック　院長

秋吉史江　ニュートリー株式会社

高橋恵理香　偕行会セントラルクリニック

東山幸恵　東海学園大学准教授　健康栄養学部管理栄養学科

This book was originally published in Japanese under the title of：

MANSEIJINZOUBYO (CKD)-NO SHOKUJISHIDOU-NO POINTO

(Essentials of Dietary Guidance for Chronic Kidney Disease (CKD))

Editors：

IIDA, Nobutoshi
　Medical Adviser, Jinshinkai Shirasagi Hospital

KANEHIRA, Nana
　Associate Professor, Tokaigakuen University Faculty of Health and Nutrition

ⓒ 2011 1st ed.
ⓒ 2016 3rd ed.

ISHIYAKU PUBLISHERS, INC.
　7-10, Honkomagome 1 chome, Bunkyo-ku, Tokyo 113-8612, Japan

本書の使い方

▶ 本書は，「総論」(p.1～22)と，「各論」(p.23～105)で構成されています．

▶ 「総論」では，慢性腎臓病（CKD）の病態や栄養評価など，食事指導をするうえで理解しておくべき基礎知識について解説しています．

▶ 「各論」は見開き形式で，慢性腎臓病の食事指導の際に利用できる「スタッフから患者さんへ」(指導者用)と，「患者さんご説明用」(患者さん用)という構成になっています．

▶ 「スタッフから患者さんへ」は，新人の管理栄養士，栄養士，看護師でも食事指導ができるように，「患者さんご説明用」に沿った指導のポイントや注意点，補足内容について解説しています．

▶ 「患者さんご説明用」は，患者さんがこれから食事療法を行ううえで，最低知っておいてほしい内容を記載しています．患者さんへの食事指導の際には，そのままコピーをして指導媒体としてお使いください．その際は，以下の①～④の条件を満たすようにしてください．

　①本書の購入者がご自身で行うこと．
　②紙にコピーすること（電子的な複製は不可）．
　③患者さんに提供する資料として，一人に1部を譲渡すること．
　④コピーの譲渡は無償で行うこと．

以上の条件を満たさない場合は，許諾なくコピーはできませんのでご注意ください．

▶ 関連・参考とする項目や付表について，参照ページ（☞p.○）で示していますので，患者さんへの説明の際は，そちらも一緒にご活用ください．

イラスト：新藤良子　　装丁ほか：杉山光章

第3版の序

本書の初版を2011年9月に出版し，4年がたちました．慢性腎臓病（CKD）患者さんにかかわる管理栄養士・栄養士，看護師・保健師など医療関係者の多くの皆様にご愛読いただいたことに大きな喜びを感じます．

この4年間に「CKD診療ガイド2012」「エビデンスに基づくCKD診療ガイドライン2013」などの改定があり，新しいガイドラインや基準に準拠し，内容を変更してまいりました．

今回は「慢性腎臓病に対する食事療法基準2014年版」，また15年ぶりに大幅に改訂された「日本食品標準成分表2015年版（七訂）」，「糖尿病治療ガイド2014-2015」「日本人の食事摂取基準（2015年版）」の最新情報に準拠し，内容を更新して「第3版」に改訂いたしました．

わが国のCKD患者数は，高齢化ならびに糖尿病や高血圧，肥満，脂質異常症などの生活習慣病の増加により，今後，ますます増えることが予想されております．CKDが進行すれば末期腎不全に至るだけではなく，心血管疾患発症リスクが高まり，生命予後にも影響を及ぼします．CKDの治療には，生活習慣の適正化，食事療法，薬物療法などが必要となりますが，なかでも食事療法は欠くことができない重要で有効な治療法です．

本書は，CKDの適切な食事療法の指導の指標として用いられるよう工夫を凝らした構成で成り立っております．総論では，CKDの病態や栄養評価など，食事指導を行ううえで理解しておくべき基礎知識をわかりやすく解説しております．各論では，「スタッフから患者さんへ」と「患者さんご説明用」の2部構成とし，さまざまな食事指導の場面で，新人の栄養士・管理栄養士，看護師の方でも，すぐに食事指導に対応できるように，「患者さんご説明用」に沿った食事指導のポイントや注意点，補足内容を「スタッフから患者さんへ」に具体的に解説しております．

本書をCKD食事指導に関係する多くの皆様に活用していただき，CKD患者さんの病状の改善や進行阻止，QOLの向上に役立つことを心から願っております．

本書の改訂にあたってご尽力いただきました医歯薬出版編集部の皆様に，厚く御礼を申し上げます．

平成27年12月25日

飯田喜俊
兼平奈奈
執筆者一同

初版の序

　慢性腎臓病（CKD）は，「尿たんぱくが陽性」または「腎機能が低下」が3カ月以上続く状態をいいますが，わが国ではCKDの患者さんが約1,330万人もいるといわれています．そして，CKDが次第に進行して慢性腎不全や透析に至る患者さんが年々増加しており，患者さんのQOL（生活の質）が低下し，医療経済の面からも大きな問題となっております．しかもCKD自体は心血管疾患の危険因子でもあり，経過中に心血管疾患に罹患して生命予後に影響を及ぼすので，近年大きく注目されてきております．このことはわが国だけでなく，世界的にも同様です．

　そのため，CKDは現在では全世界的に取り上げられ，その早期発見と早期治療の重要性をキャンペーンする国際的な取り組みとして，国際腎臓学会などが2006年より毎年3月の第2木曜日を『世界腎臓デー』として活動を開始しております．わが国でも，日本腎臓学会がさまざまな啓発活動を行っており，日本栄養士会においても，厚生労働省の「腎疾患重症化予防のための戦略研究」（FROM-J）の大規模介入研究に協力しています．

　CKDの治療法としては，適正な生活習慣，食事療法，薬物療法などがありますが，食事療法は欠くことができない重要な治療法であり，このことは多くのエビデンスによって示されてきました．食事療法が適正に行われるためには，まず患者さんへの適切な食事指導が重要であり，そのためにはわかりやすく具体的に記述された指導書が必要です．本書はこのニーズに応えるものとして企画しました．

　たとえば，CKDの実際的な食事指導の内容，指導法の工夫とポイント，注意点などを具体的に詳しく，わかりやすく記述しました．さらに，患者さんがスタッフの指導のもとに自分で学び，食事療法を正しく行えるように「患者さんご説明用」の項目を設けました．

　このような工夫によって，管理栄養士・栄養士の方が，必要な基礎知識から具体的な食事指導方法まで会得でき，CKD患者さんの病態の改善に役立つものと思っております．また，看護師・保健師など，関係する医療スタッフの方が食事指導の方法を学ぶ際にも役立つと思います．

　さらに，患者さんにとっては食事の正しい自己管理が大切ですが，本書はこれを行う際の最良の教師になるものと思っております．

　本書は，CKDの食事療法について，指導する側からも，患者さん側からも適正に行われるような方式にしましたので，CKDの進行阻止や病態の改善に大いに役立つものと考えております．また，そのようになることを願ってやみません．

　おわりに，本書の企画から出版に至るまで終始真摯に協力してくださった医歯薬出版編集部の方々に，心より御礼を申し上げます．

平成23年9月10日

飯田喜俊
兼平奈奈
執筆者一同

スタッフから患者さんに伝えたい 慢性腎臓病(CKD)の食事指導のポイント 第3版

Contents

総論 慢性腎臓病（CKD）の基礎知識

1 慢性腎臓病（CKD）とは
- CKDとは何か，なぜ重要か……………………………………飯田喜俊　2
- CKDの重症度分類……………………………………………………飯田喜俊　2
- CKDステージG1〜G5の病態と症状…………………………飯田喜俊　3
- 小児CKDの病態と症状………………………………………………谷澤隆邦　4
- 高齢者CKDの病態と症状……………………………………………奥野仙二　5
- おもな成人CKDの原疾患とその特徴……………………………飯田喜俊　7
- CKDの進行と阻止および合併症…………………………………奥野仙二　8
- CKDの検査……………………………………………………………飯田喜俊　10
- CKDの治療………………………………………飯田喜俊　谷澤隆邦　奥野仙二　11

2 栄養評価
- 食事摂取量調査………………………………………………………奥野仙二　20
- 身体計測…………………………………………………………………奥野仙二　20
- 筋力（握力，脚力，背筋力）…………………………………………奥野仙二　21
- 血液生化学的検査……………………………………………………奥野仙二　21
- 栄養スコア化法………………………………………………………奥野仙二　22
- 複数の指標を用いた総合的な判断…………………………………奥野仙二　22

各論 慢性腎臓病（CKD）の食事指導

	スタッフから患者さんへ	患者さんご説明用

保存期
1. 慢性腎臓病(CKD)ステージG1〜G5の食事療法基準……兼平奈奈　平松史江……24……25
2. たんぱく質コントロールの意義………………………………奥野仙二……26……27
3. たんぱく質コントロールの方法………………………兼平奈奈　平松史江……28……29
4. たんぱく質のアミノ酸スコア…………………………兼平奈奈　平松史江……30……31
5. 食塩コントロールの意義………………………………………飯田喜俊……32……33
6. 食塩コントロールの方法………………………………兼平奈奈　平松史江……34……35
7. 調味料と食品に含まれる食塩量………………………兼平奈奈　平松史江……36……37
8. エネルギーコントロールの意義………………………………奥野仙二……38……39
9. エネルギーコントロールの方法………………………兼平奈奈　平松史江……40……41
10. エネルギーコントロールのための食品選択と調理方法
    ………………………………………………………兼平奈奈　平松史江……42……43
11. カリウムコントロールの意義…………………………………飯田喜俊……44……45
12. カリウムコントロールの方法…………………………兼平奈奈　平松史江……46……47

		スタッフから患者さんへ	患者さんご説明用

⑬カリウムを減らす調理法……………………兼平奈奈　平松史江……48………49
⑭リンコントロールの意義……………………………………奥野仙二……50………51
⑮リンコントロールの方法……………………兼平奈奈　平松史江……52………53
⑯治療用特殊食品の活用………………………………………高橋恵理香……54………55
⑰食事療法に必要なスプーン，はかり，参考書………………高橋恵理香……56………57
⑱栄養価計算の方法……………………………………………高橋恵理香……58………59
⑲外食時の工夫と注意点………………………………………高橋恵理香……60………61
⑳慢性腎臓病ステージG3a～G5の献立作成のポイント…兼平奈奈　高橋恵理香……62………63

糖尿病性腎症
㉑糖尿病性腎症の管理の重要性………………………………奥野仙二……64………65
㉒糖尿病性腎症の食事療法基準………………高橋恵理香　兼平奈奈……66………67
㉓糖尿病性腎症の食事療法のポイント………高橋恵理香　兼平奈奈……68………69

血液透析期
㉔血液透析の管理の重要性……………………………………飯田喜俊……70………71
㉕血液透析の食事療法基準……………………高橋恵理香　兼平奈奈……72………73
㉖血液透析の食事療法のポイント……………高橋恵理香　兼平奈奈……74………75
㉗水分コントロールの方法……………………高橋恵理香　兼平奈奈……76………77

腹膜透析期
㉘腹膜透析の管理の重要性……………………………………奥野仙二……78………79
㉙腹膜透析の食事療法基準……………………高橋恵理香　兼平奈奈……80………81
㉚腹膜透析の食事療法のポイント……………高橋恵理香　兼平奈奈……82………83

高齢者
㉛高齢者慢性腎臓病の管理の重要性…………………………奥野仙二……84………85
㉜高齢者慢性腎臓病の食事療法のポイント…………東山幸恵　兼平奈奈……86………87

小児
㉝小児慢性腎臓病の管理の重要性……………………………谷澤隆邦……88………89
㉞小児慢性腎臓病の食事療法のポイント……………東山幸恵　兼平奈奈……90………91

移植者
㉟腎移植の管理の重要性………………………………………飯田喜俊……92………93
㊱腎移植後の食事療法のポイント……………………東山幸恵　兼平奈奈……94………95

付表
㊲食品中のたんぱく質とエネルギー量………………………平松史江………………96
㊳調味料と食品中の食塩量……………………………………平松史江………………97
㊴食品中のカリウム量…………………………………………平松史江………………98
㊵食品中のリン量………………………………………………平松史江………………99
㊶外食の栄養成分値と利用時のワンポイント……東山幸恵　高橋恵理香………100～101
㊷治療用特殊食品の栄養成分値と使い方のワンポイント(1)
　………………………………………………東山幸恵　高橋恵理香………102～103
㊸治療用特殊食品の栄養成分値と使い方のワンポイント(2)
　………………………………………………東山幸恵　高橋恵理香………104～105

- 引用・参考文献…106　　・索引…107

総論 慢性腎臓病（CKD）の基礎知識

FROM DOCTOR 1 慢性腎臓病（CKD）とは

CKD とは何か，なぜ重要か

■CKD とは何か

CKD とは，①尿異常（とくにたんぱく尿），画像異常（片腎，多発性嚢胞腎，腎腫瘍，腎結石など），血液異常（腎機能異常など）や病理所見などで腎障害の存在が明らかである，②糸球体濾過量（GFR）が 60 ml/分/1.73 m^2 未満である，③これら①②のいずれか，または両方が 3 カ月以上持続するもの，をいいます．

■なぜ重要か

わが国の末期腎不全の予備軍としての CKD 患者さんは 1,300 万人以上と非常に多く，これが進行すると末期腎不全に陥り，透析や移植が必要になります．事実，透析患者さんはこれまでも著しく増加しており，今後も増加する見通しです．また，CKD は心血管疾患のリスク要因であることが明らかにされており，腎機能が低下するほど，心血管疾患の発症リスクも著しく増加しています．このように CKD は国民にとって大きな問題であり，多くの人の健康を脅かす疾患群として，また医療経済の問題からみても非常に重要といえます．

CKD の重症度分類

CKD の重症度は**表 1** のように，原疾患（cause：C），腎機能（GFR：G），たんぱく尿（アルブミン尿：A）による CGA 分類で評価されます．

原因疾患は糖尿病，高血圧，腎炎，多発性嚢胞腎，移植腎，その他，など確定した診断がついているものはそれを記載し，原因不明の場合は不明とします．

腎機能の評価はイヌリンクリアランスによるのが正確ですが，測定法が煩瑣なために日常的に行われず，通常，18 歳以上の患者さんでは酵素法によって測定された血清クレアチニン値から推算糸球体濾過量（eGFR）* を求め，それにより G1，G2，G3a，G3b，G4，G5 と区分します．

表 1　CKD の重症度分類

原疾患	たんぱく尿区分		A1	A2	A3
糖尿病	尿アルブミン定量（mg/日） 尿アルブミン/Cr 比（mg/gCr）		正常 30 未満	微量アルブミン尿 30〜299	顕性アルブミン尿 300 以上
高血圧，腎炎，多発性嚢胞腎，移植腎，不明，その他	尿たんぱく定量（g/日） 尿たんぱく/Cr 比（g/gCr）		正常 0.15 未満	軽度たんぱく尿 0.15〜0.49	高度たんぱく尿 0.50 以上
GFR 区分 （ml/分/1.73 m^2）	G1	正常または高値　≧90			
	G2	正常または軽度低下　60〜89			
	G3a	軽度〜中等度低下　45〜59			
	G3b	中等度〜高度低下　30〜44			
	G4	高度低下　15〜29			
	G5	末期腎不全（ESKD）　<15			

重症度は原疾患・GFR 区分・たんぱく尿区分を合わせたステージにより評価する．CKD の重症度は死亡，末期腎不全，心血管死亡発症のリスクを ■ のステージを基準に，■ ■ ■ の順にステージが上昇するほどリスクは上昇する．

（日本腎臓学会編：CKD 診療ガイド 2012．p.3，東京医学社，2012 より）

---

* 日本人（18 歳以上）の GFR の推算（eGFR）：modification of diet in renal disease（MDRD）式に基づき，年齢，性別，血清 Cr（酵素法による測定）から次の式を用いて求めます．

$$eGFR(ml/分/1.73 m^2) = 194 \times SCr^{-1.094} \times 年齢^{-0.287}$$　　（女性では左値×0.739）

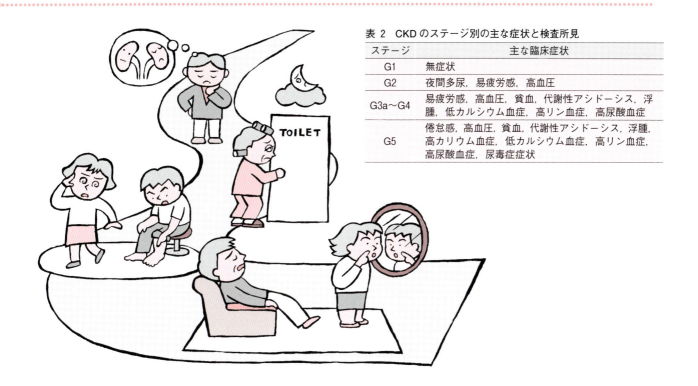

表2 CKDのステージ別の主な症状と検査所見

ステージ	主な臨床症状
G1	無症状
G2	夜間多尿，易疲労感，高血圧
G3a〜G4	易疲労感，高血圧，貧血，代謝性アシドーシス，浮腫，低カルシウム血症，高リン血症，高尿酸血症
G5	倦怠感，高血圧，貧血，代謝性アシドーシス，浮腫，高カリウム血症，低カルシウム血症，高リン血症，高尿酸血症，尿毒症症状

　クレアチニンクリアランスではより正確な評価が得られます．また，近年では血清シスタチンCに基づくGFR推算式により18歳以上の患者さんのGFRが推定できます．この方法は筋肉量や食事，運動の影響を受けにくいため，血清クレアチニン値によるGFR推算式では評価が困難な場合に有用と思われます．慢性透析を受けている場合には，GFR区分のあとにD（dialysisのD）をつけます．

　尿アルブミン（A）は，糖尿病の場合に，24時間尿アルブミン排泄量，または尿アルブミン/クレアチニン比（ACR）によって，正常（A1），微量アルブミン尿（A2），顕性アルブミン尿（A3）に区分し，CKDでの尿たんぱくは24時間尿たんぱく量，または尿たんぱく/クレアチニン比により，正常（A1），軽度たんぱく尿（A2），高度たんぱく尿（A3）に区分します．

　CKDの重症度はGFRによる区分と尿たんぱく（尿アルブミン）による区分を並記して示しますが，慣習的にGFRのみによる区分で示すこともできます．

CKDステージG1〜G5の病態と症状

　CKDの病初期は自覚症状が少ないので，まずその存在を疑うことが重要です．一般にCKDは尿異常から始まり徐々に腎機能が低下し，ついには末期腎不全になります．末期腎不全になる前に心血管系の疾患を合併する患者さんも少なくありません．

　検尿はCKD発見の手がかりとなります．3カ月以上持続する尿たんぱくが存在すれば，一般に腎機能が低下していなくてもCKDと診断できます．腎機能低下にともない高血圧や浮腫（むくみ），代謝性アシドーシス，カルシウム・リン代謝異常，貧血，高尿酸血症，骨異常などが出現してきます．これらは腎機能が著しく低下しているCKDステージG4〜G5のときに多くみられます（**表2**）．

　CKDステージが進行してステージG5になり，血清クレアチニンの上昇，体液貯留，消化器系・循環器系・神経系の症状，日常生活障害の増強など尿毒症症状が出現した場合には，透析療法を行います．主として血液透析か腹膜透析が行われます．

　尿毒症症状が出現したとき，ドナーが存在すれば腎移植が行われます．1個の腎臓（片腎）を骨盤内に移植しますが，これには生体腎移植と献腎移植とがあります．

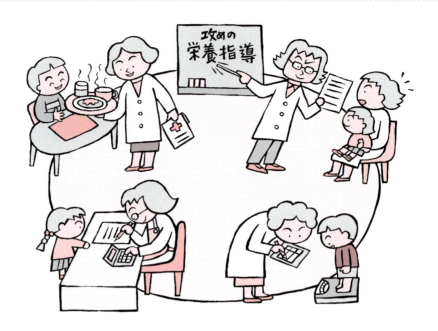

小児CKDの病態と症状

■小児の特性と原因疾患の特徴

小児の特性は「成長と発達」です．それを支えている主体は栄養です．とくに乳幼児期は「成長と発達」が一生の中で最大であり，腎機能低下にともなう栄養代謝の乱れは，心身に及ぼす影響として甚大です．不可逆的な合併症を少なくするためには，乳幼児期の適正な栄養管理が必要であり，かつ心身ともに正常な成人としての成長にとって必須条件です．

全国疫学調査によると，小児CKDステージG3～G5（生後3カ月～15歳）の有病率は人口10万人あたり2.90人と推定されており，わが国の小児患者数は約3,000人と推測されます．

小児腎臓病学会のアンケート調査（n＝540例，2006～2011年末）によれば，小児期末期腎不全患者（CKDステージG5）の原因疾患は，低形成・異形成腎：30.3％，ついで閉塞性腎症・遺伝性腎障害・ネフロン癆・先天性ネフローゼ症候群：22.1％と多く，巣状分節性糸球体硬化症：12.2％などです．このように小児は，先天性腎尿路奇形や遺伝性腎炎による末期腎不全が半数を占めることが特徴で，成人での糖尿病性腎症や慢性腎炎による原因と大きく異なります．

■小児CKDの腎機能の評価

腎機能の評価にはGFRが使われます．臨床的には内因性クレアチニンクリアランス（Ccr）で代用されますが，小児では蓄尿が困難であるために，血清クレアチニン（SCr，酵素法）を用いた推算式（Schwartz変法）がよく利用されています（eGFR）*．

■小児CKDの腎機能の低下速度

小児CKDにおける腎機能の低下速度は原疾患によって大きく異なります（図1）．

先天性腎尿路奇形にともなうCKDでは，胎生期から腎臓の発生過程に障害のあることから量的にネフロン形成が少なく，健常児に比して腎予備能が乏しくなります．さらに，糸球体障害よりも尿細管障害や間質障害が主体なので，電解質異常，代謝性アシドーシス，脱水，貧血などをともないやすく，成長の旺盛な乳幼児期では臨床的に成長障害（低身長，体重増加不良など）として発見されることが多くなります．低カルシウム血症による乳児痙攣，くる病として発見されることもあります．

代謝性アシドーシスによる代償作用としての嘔吐が前面に出現し，消化器病を思わせる発症もあ

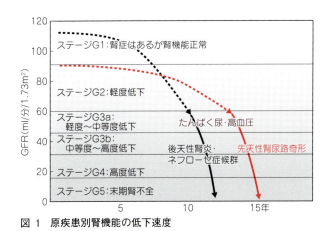

図1　原疾患別腎機能の低下速度

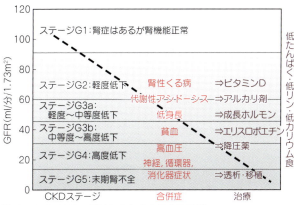

図2　CKDステージにともなう合併症と治療

ります．糸球体機能の低下速度は腎炎，ネフローゼ症候群に比べて緩徐です．たんぱく尿は，初期には尿細管性たんぱく尿が主体であり，試験紙法では検出されにくく，進行すると糸球体硬化によるアルブミン主体の糸球体性たんぱく尿の顕在化（CKDの重症度がA1，A2からA3になる）とともに，GFRで表される腎機能低下速度が亢進します．

■小児CKDの合併症の治療

腎機能低下にともなう合併症とその治療について**図2**に示します．小児では成人と異なり，諸臓器が一様に成長・発達するわけではありません．「子どもは大人のミニチュアではない」のです．たとえば，脳など中枢神経系は，「三つ子の魂百まで」という言葉があるように乳幼児期に急速に成長し，発達します．乳幼児期に発症する末期腎機能障害は代謝異常をともない，発達段階にある中枢神経系に多大の影響を及ぼすことはよく知られていることです．成人と比べると代謝障害による臓器感受性が高く，不可逆性となるので，早めの治療と対応が望まれます．また，透析療法を含む保存的治療は腎機能代行機能が不十分であるので，乳幼児期の成長と発達を維持するにはより代行機能の高い治療である腎移植がすすめられるのはここに理由があります．

高齢者CKDの病態と症状

■推算糸球体濾過量（eGFR）の測定

高齢者では筋肉量が低下しているため，クレアチニンの産生量も低下しています．そのため，腎機能が低下してきても，血清クレアチニンはあまり上昇しません．そこで，糸球体濾過量（GFR）を測定することが望ましいとされています．実際には，血清クレアチニンと年齢，性別からGFRを計算する推算GFR（eGFR）が広く用いられています．

■加齢にともなう腎機能の低下

腎機能は加齢による腎臓の血管構造の変化とともに低下し，60歳以上の男性では30％，女性で

---

* 小児CKDのGFR推算式

$$eGFR(ml/分/1.73m^2) = \frac{k \times 身長(cm)}{SCr(mg/dl) + 0.2}$$

k：0.33（低出生体重児，1歳未満），0.45（正常出生体重児，1歳未満），0.55（2〜12歳），0.55（女児，13〜21歳），0.70（男児，13〜21歳）

簡便には，1〜11歳までの年齢では，SCrの基準値は身長（m）に比例するので，以下の式で計算できます．

$$eGFR(推算GFR，\%) = 0.3 \times \frac{身長(m)}{SCr(mg/dl)} \times 100$$

たとえば，4歳児のSCrが0.6mg/dl，身長が100cm（1m）であれば，腎機能は50％に低下していると推測できます．

は45％がeGFR 60 ml/分/1.73 m²未満，つまりCKDステージG3a以上に相当するとされています．加齢による腎機能の低下は，高齢者のほうが速く，1.5～3倍程度加速されるという報告もあります．また，腎機能が低下すればするほど，低下速度が加速するとされており，一般的にはeGFRが60 ml/分/1.73 m²以上の場合に比較すると，50 ml/分/1.73 m²未満の場合には腎機能低下の速度が加速します．高血圧や尿たんぱくをともなっている場合，腎機能の低下速度が速くなることが知られており，高齢者に尿たんぱくがあると腎機能の低下速度は約3倍になるとされています．また，メタボリックシンドロームも腎機能低下に関連しており，60歳以上で3項目以上（肥満，耐糖能異常，高中性脂肪血症，低HDLコレステロール血症，高血圧のうち）が陽性であると，腎機能の低下速度が速くなるという報告もあります．

■心血管疾患の増加

CKDは心血管疾患のリスク要因ですが，加齢とともに心血管疾患を発症する頻度が高くなります．さらに，高齢のCKD患者さんでは，末期腎不全になるよりも，心血管疾患で死亡してしまうリスクのほうが高いとされています．

■腎硬化症

高齢者のCKDの原因疾患として，腎硬化症がよくみられます．腎硬化症とは，長期にわたる高血圧のために腎臓の血管に硬化性変化をきたしたもので，尿所見の異常は比較的軽微です．腎動脈の狭窄の合併率は加齢にともなって上昇し，腎血管性高血圧の原因となります．レニン・アンジオテンシン系阻害薬の投与により，急激に腎機能が低下する場合，片腎の萎縮を認める場合，腹部血管雑音を認める場合には，腎血管性高血圧を疑う必要があります．

■膜性腎症

高齢者では，種々の糸球体腎炎がみられますが，原発性ネフローゼ症候群の原因疾患としては膜性腎症の頻度がもっとも高いとされています．なお，膜性腎症では，悪性腫瘍を合併する頻度が比較的高く，注意しなければなりません．また，微小変化型ネフローゼ症候群は小児に多くみられる疾患ですが，高齢者でもよく遭遇します．

■急速進行性糸球体腎炎

高齢者で急速に腎機能が低下する場合には，糸球体に半月体形成を認める急速進行性糸球体腎炎を疑わなければなりません．抗好中球細胞質抗体（ANCA）が陽性を示すことも多く，これはANCA関連腎炎とよばれています．また，骨髄腫は加齢とともに頻度が高くなる疾患で，約半数で腎機能障害を認めます．また，高齢者では，非ステロイド性抗炎症薬（NSAID）や抗菌薬などによって薬剤性の腎障害をきたしやすいので注意すべきです．

■悪性腫瘍

高齢者において，血尿を認める場合には，悪性腫瘍の可能性を念頭におきます．血尿が単独で陽性であった場合，高齢者では，悪性腫瘍がみつかる確率が比較的高かったという報告もあります．

■腎後性腎障害

さらに，高齢者の腎機能障害で忘れてならないものに腎後性の腎障害があります．下部消化管の悪性腫瘍，前立腺肥大症，前立腺癌，子宮癌，子宮筋腫などが原因となっています．

おもな成人CKDの原疾患とその特徴

■慢性糸球体腎炎

糸球体の慢性炎症性疾患で，たんぱく尿，血尿，高血圧，浮腫などが出現し，進行すると腎機能が低下して腎不全になります．免疫機序によって糸球体が障害されることが多く，さまざまな組織病型があります．とくに免疫グロブリンA(IgA)が沈着するIgA腎症が多くみられます．

■ネフローゼ症候群

ネフローゼ症候群とは**表3**の所見を示すものをいい，一次性と二次性のものがあります．一次性とは原発性糸球体疾患によるもので，微小変化型，メサンギウム増殖性腎炎，膜性腎症，巣状糸球体硬化症，膜性増殖性腎炎などがあります．二次性とは原発性糸球体腎炎以外の原因によって生じるものをいい，糖尿病性腎症，アミロイドーシス，ループス腎炎などがあります．

表3 成人ネフローゼ症候群の診断基準

1. たんぱく尿：3.5g/日以上が持続する．
   (随時尿において尿たんぱく/尿クレアチニン比が3.5g/gCr以上の場合もこれに準ずる)．
2. 低アルブミン血症：血清アルブミン値3.0g/dl以下．血清総たんぱく量6.0g/dl以下も参考になる．
3. 浮腫
4. 脂質異常症(高LDLコレステロール血症)

注1) 上記の尿たんぱく量，低アルブミン血症(低たんぱく血症)の両所見を認めることが本症候群の診断の必須条件である．
注2) 浮腫は本症候群の必須条件でないが，重要な所見である．
注3) 脂質異常症は本症候群の必須条件でない．
注4) 卵円形脂肪体は本症候群の診断の参考となる．
(厚生労働科研：進行性腎障害に関する調査研究，エビデンスに基づくネフローゼ症候群診療ガイドライン2014より)

■糖尿病性腎症

糖尿病の経過中に，とくに血糖管理が不良な患者さんにたんぱく尿，浮腫，高血圧などが出現し，網膜の傷害もともなってきます．進行するとたんぱく尿は増加し，腎機能が低下してついには腎不全に陥ります．現在では，透析療法を受けることになる原因疾患の中でもっとも多いものです．

■慢性腎盂腎炎

腎臓が細菌感染症によって慢性の変化を示すもので，大腸菌などがその原因菌としてしばしばみられます．症状としてはほとんど自覚症状はみられませんが，ときに微熱，全身倦怠感，腎部の鈍痛をきたすことがあります．

■腎硬化症

腎臓の血管に動脈硬化性病変がみられるもので，長期にわたる高血圧の結果として生じます．腎機能は低下するが尿たんぱく量は比較的少なく，尿沈渣でも細胞や円柱はほとんどみられません．

■多発性嚢胞腎

腎臓内に嚢胞が多数形成されるもので，両側性に出現し，遺伝性で，経過とともに嚢胞の大きさが次第に増大し，腎機能が低下してついには腎不全になります．

■ループス腎炎

膠原病の一つである全身性エリテマトーデス(SLE)が腎臓に合併した免疫複合体糸球体腎炎です．症状としては，軽微なたんぱく尿からネフローゼ症候群の所見を示すものまでさまざまですが，これら以外にSLEに特徴的な症状・所見がみられます．ときに腎機能が低下して腎不全になります．

■間質性腎炎

尿細管・間質を中心とする炎症性過程で特徴づけられる病態をいい，急性と慢性があります．原因疾患としては，腎盂腎炎，鎮痛薬性腎症，痛風腎，シュウ酸腎症，高カルシウム腎症，カドミウム腎症，放射線腎症，シェーグレン(Sjögren)症候群，サルコイドーシスなどがあります．

CKD の進行と阻止および合併症 (表 4)

■生活習慣，喫煙

喫煙は一般住民において，たんぱく尿や腎機能低下の出現のリスク因子であったことが報告されています．また，糖尿病の患者さんでは，喫煙が微量アルブミン尿の有意な予測因子であったことが報告されています．このように，喫煙はCKDを悪化させる因子と考えられています．したがって，CKD患者さんでは，心血管疾患などの予防のみならず，CKDの進行抑制といった点からも禁煙はとても大切です．

表 4 CKD のリスク因子

・加齢	・喫煙
・男性	・大量の飲酒
・高血圧	・肥満
・糖尿病	・メタボリックシンドローム
・脂質異常症	・腎疾患の家族歴
・高尿酸血症	・繰り返す尿路感染症
・動脈硬化症	・尿路結石

大量の飲酒(エタノール60 g/日以上)はCKDのリスク因子となりますが，中等量までならばCKDとの関連は認めないとされています．逆に少量の飲酒(エタノール20 g/日以下)ではCKDの発症リスクを低下させたという報告もあります．

運動は，たんぱく尿を増加させたり，糸球体濾過量(GFR)を低下させるとして，CKD患者さんには推奨されてきませんでした．一方，これらの変化は一過性であり，長期的な検討によると適度な運動は腎機能を改善させたという報告もあります．このため，CKD患者さんに対しても，肥満，糖尿病，高血圧，心血管疾患の予防や治療のため，患者さんのレベルに合わせた適度な運動は有益と考えられます．

■食事

CKDの進行には，その原因疾患を問わない共通の要因が関与していますが，そのなかで，食事性の要因は重要です．このため，CKDの食事療法は，ほかのすべての治療の基盤となります．CKDの食事療法としては，たんぱく質のコントロールが有名ですが，そのほか食塩，水分，カリウム，リンなどの摂取についても注意が必要です．さらに，CKDに高頻度に合併する心血管疾患の予防のためにも食事療法は重要な役割を担っています．

■高血圧

CKDと高血圧は密接な関係にあります．CKDは高血圧の原因となりますが，一方，高血圧はCKDを進行させる強力な増悪因子でもあります．したがって，高血圧の患者さんの血圧のコントロールが不十分になると，腎機能障害の進行が速くなってしまいます．このため，高血圧を早期に発見し，適切に治療すればCKDの進行を抑制でき，ひいては心血管疾患の合併リスクを低下させることになります．

■心血管疾患

CKDは心血管疾患のリスク因子であり，腎機能の低下に従って，心血管疾患による死亡率が高くなることが知られています．また，CKDでは末期腎不全になってしまうリスクよりも，心血管疾患

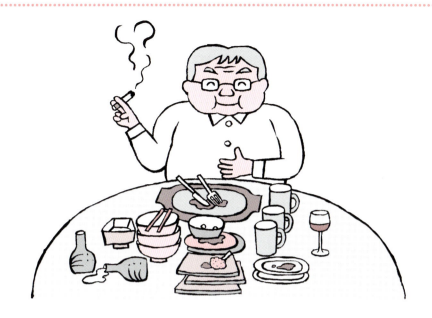

で死亡するリスクのほうが高いとされています．このため，CKD の進行を抑制することは，心血管疾患の発症を抑制し，生命予後を改善する可能性があります．なお，CKD は脳血管障害の発症に関してもリスク因子であるとされています．

■腎性貧血

CKD では，比較的早期から貧血が出現しますが，これは，腎臓でのエリスロポエチン産生の低下が主因であり，腎性貧血とよばれています．通常，腎性貧血は臨床症状に乏しいが，生活の質（QOL）の悪化，慢性的な虚血による臓器障害や生命予後にも関連することが知られています．また，CKD 患者さんでは，貧血は腎機能障害進行のリスク因子であることが明らかにされています．これらのことから，CKD，貧血，うっ血性心不全がそれぞれ双方向に悪循環しているという，cardio-renal anemia（心・腎・貧血）症候群という概念も提唱されています．

腎性貧血に対しては，ヘモグロビン値が 10〜11 g/dl 未満となったら，赤血球造血刺激因子製剤（ESA；エリスロポエチン製剤など）の開始を考慮します．また実際に，ESA の投与により，CKD 進行の抑制，心機能の改善，生命予後の改善などの効果が認められています．

■骨・ミネラル代謝異常

腎臓は，副甲状腺や腸管とともに，カルシウムやリンなどのミネラルの排泄の調節や活性型ビタミン D の産生など，骨・ミネラル代謝に重要な役割を果たしています．このため，CKD では早期から骨・ミネラル代謝異常がみられます．この骨・ミネラル代謝異常では，骨の病変ばかりではなく，血管の石灰化を引き起こすなど，生命予後とも深い関わりがあり，全身性疾患としての，CKD にともなう骨・ミネラル代謝異常（CKD-MBD）という概念が提唱されています．

■脂質の異常

CKD では脂質代謝異常がよくみられます．また反対に，脂質異常症が CKD のリスク因子であることが知られています．したがって，CKD 患者さんの脂質異常症を治療することによって，CKD の進行抑制と心血管疾患発症の抑制が期待できます．CKD の進行に関しては，スタチン*を投与した

---

* スタチン（HMG-CoA 還元酵素阻害薬）：これにはメバロチン®，リポバス®，リピトール®などがありますが，コレステロール低下作用があり，HDL コレステロールの増加，中性脂肪減少作用もあります．

ところたんぱく尿が減少したという報告や，GFR が上昇したという報告があります．心血管疾患については，CKD ステージ G3 までの患者さんでは，スタチン投与によって心血管疾患が抑制された，と報告されています．一方，CKD ステージ G5D の患者さんでは，脂質を低下させても効果を示さなかったという報告もあります．このため，CKD 患者さんの脂質異常症の治療は，CKD の早期から行うことが望ましいと思われます．

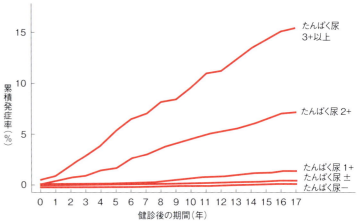

図 3　健診時のたんぱく尿の程度（試験紙法）別の末期腎不全発症率
（Iseki K, et al. Kidney Int, 63：1468-1474, 2003 より引用，改変）

■血糖の異常

糖尿病性腎症の発症や進行に，高血糖が大きく関与していることは，いうまでもありません．さらに，耐糖能異常の段階でも，動脈硬化や高血圧などを介して CKD の発症や進行に関連しています．一方，CKD では，インスリン抵抗性をきたし，耐糖能障害を起こすことが古くから知られています．その原因としては，尿毒症性物質，腎性貧血，代謝性アシドーシス，二次性副甲状腺機能亢進症などが考えられています．腎臓はインスリンを分解する主要な臓器であるため，腎機能の低下にともないインスリンの分解が遷延します．このため，インスリン療法を行っている CKD 患者さんでは，低血糖に対する注意が必要です．

■メタボリックシンドローム

肥満が，たんぱく尿の発症や末期腎不全への進行に関連することが明らかとなってきています．メタボリックシンドロームの患者さんでは，CKD の発症率が高いことが報告されており，メタボリックシンドロームも CKD のリスク因子であることが示されています．

一方，肥満の CKD 患者さんにおいて，体重を減量することでたんぱく尿が減少したという報告があります．さらに，健常者を対象とした研究においても，微量アルブミン尿は体重の変化とともに増減したことが報告されています．したがって，肥満の CKD 患者さんでは，減量が重要になります．

CKD の検査

CKD ステージの評価には原因疾患の診断と尿たんぱく（あるいは尿アルブミン），および GFR の測定が重要です．さらに CKD の病態や栄養状態を知るために，そのほか各種の検尿，血液検査，腎生検，腎画像検査などが行われます．

検尿（たんぱく尿，血尿，尿沈渣）：CKD の早期発見にとって簡便で有効な方法です．たんぱく尿のある患者さんは腎不全とともに心血管疾患の高リスク群で，たんぱく尿が多いほど腎不全になる危険性が高くなります（**図 3**）．24 時間の尿たんぱく定量はネフローゼ症候群の診断に必須です（☞ p.7 の表 3）．また，24 時間蓄尿から腎機能やおおよその食事のたんぱく質，食塩，カリウム量を求めることができます（**表 5**）．糖尿病性腎症の早期発見には微量アルブミン尿*の検査が重要です（**表 6**）．

＊ 微量アルブミン尿：糖尿病性腎症の早期診断に重要な検査で，診断基準は随時尿で 30〜299 mg/g Cr とされています．

表5　24時間蓄尿の臨床利用

目 的	内 容
腎機能の測定 (クレアチニン クリアランス)	尿クレアチニン濃度×1分間尿量 血清クレアチニン濃度
尿たんぱく排 泄量測定	ネフローゼ症候群の診断(成人で3.5g/日以上)
推定たんぱく 質摂取量測定	Maroniの式 　たんぱく摂取量(g/日) 　＝尿素窒素排泄量(g) 　　＋0.031×体重(kg)×6.25
推定食塩摂取 量測定	食塩摂取量(g/日) ＝1日尿ナトリウム排泄量(mEq/日)÷17
推定カリウム 摂取量測定	カリウム摂取量(g/日) ＝1日尿カリウム排泄量(mEq/日)÷13.9

表6　糖尿病性腎症の早期診断基準

1. 測定対象	尿たんぱく陰性か陽性(＋1)の患者
2. 必須事項 　尿中アルブミン値	30〜299 mg/g Cr 3回中2回以上 陽性
3. 参考事項 　尿中アルブミン排泄率 　 　尿中Ⅳ型コラーゲン値 　腎サイズ	30〜299 mg/24時間 20〜199 µg/分 7〜8 mg/g Cr 以上 腎肥大(超音波にて)

注) 高血圧，高度肥満，メタボリックシンドローム，尿路系異常，尿路感染症，うっ血性心不全などでも，微量アルブミン尿を認めることがある．　　　　　　　(2005年糖尿病性腎症合同委員会より)

一般的血液検査：貧血の有無を知ることができ，ヘモグロビン値は腎性貧血の診断に必要です．また，白血球数の増加は腎盂腎炎など炎症があると増加することがあります．

生化学検査：腎機能の低下や電解質の異常，カルシウム・リンの異常，骨合併症，糖尿病，脂質異常症，高尿酸血症，鉄欠乏症の有無，さらには栄養状態などを知ることができます．

血液ガス：腎不全でしばしば出現する代謝性アシドーシスの診断にとって必要です．

免疫血清学検査：CKDの原因となる膠原病など免疫疾患の診断にとって必要です．

内分泌検査：CKDの原因となる原発性アルドステロン症，腎血管性高血圧などの診断，腎不全の合併症である二次性副甲状腺機能亢進症などの診断にとって必要です．

腎機能検査：腎機能検査では主として糸球体濾過量(GFR)を調べます．これにはイヌリンクリアランスが正確ですが，検査方法が煩雑で日常検査に適しません．
　酵素法で測定する血清クレアチニン値から推算したGFR(eGFR)を求める方法(☞p.2)が用いられています．従来からのクレアチニンクリアランスの測定も行われています．

腎生検：CKDの原因として糸球体腎炎，ネフローゼ症候群，糖尿病性腎症，膠原病による腎障害などの診断や進行度を知るために，生検針を用いて腎臓組織の一部を取って調べる検査です．光学顕微鏡検査，蛍光抗体検査，電子顕微鏡検査で調べます．

腎画像検査：CKDのうち，腎嚢胞，腎腫瘍，腎結石などの有無を調べたり，腎臓の大きさや形状を知るために超音波検査，コンピュータ断層撮影(CT)，磁気共鳴画像法(MRI)などの画像検査が行われます．また，腎血管の異常の有無を調べる目的で，磁気共鳴血管造影(MRアンギオグラフィ)や腎血管造影が行われます．

その他：心電図，単純X線写真，骨密度検査などによって心臓・肺や骨など各種の合併症の有無を調べます．

CKDの治療
1) 保存期CKDの治療

保存期CKDの治療目的は，末期腎不全と心血管疾患の発症や進展を抑制することです．

■食事と生活

食事は，水分の過剰摂取や極端なコントロールを避け，食塩摂取量を3g/日以上6g/日未満にコントロールします．肥満の是正(BMI＜25)に努め，禁煙は必須です．また，過剰飲酒も避けるべきです．CKDステージG3aでは，たんぱく質の摂取を0.8〜1.0g/kg標準体重/日に，ステージ

G3b～G5では0.6～0.8 g/kg標準体重/日にコントロールします．

■血圧のコントロール

CKDにおける血圧のコントロールは，CKDの進行と心血管疾患の発症・進行の抑制に重要です．降圧目標は診察室血圧を130/80 mmHg以下とし，家庭血圧や24時間自由行動下の血圧の測定により血圧日内変動も考慮して血圧管理を行います．とくに65歳以上の高齢者CKDでは原則として病態に応じ慎重に降圧すべきで，収縮期血圧が110 mmHg未満の過剰降圧を回避し，血圧日内変動も考慮した降圧療法を行います．

降圧療法では，まず生活習慣の改善，とくに食塩のコントロールが重要です．降圧薬の使用については，糖尿病合併CKD患者さんおよび軽度以上のたんぱく尿の糖尿病非合併CKD患者さんではACE阻害薬[*1]やARB[*2]をまず用います．正常たんぱく尿の糖尿病非合併CKD患者さんでは，降圧薬の種類を問わず患者さんの病態によって降圧薬を選んで使用します．ACE阻害薬やARBを用いるときには，血清クレアチニンの上昇や高カリウム血症の出現に注意します．

■骨・ミネラル代謝異常の治療

リンが負荷されると副甲状腺ホルモンの分泌が亢進し，骨代謝回転が高まります．これはCKDステージG3aからはじまり，血清リンの上昇，血清カルシウムの低下，副甲状腺ホルモン値の上昇などがみられます．症状として骨異常だけでなく，血管の石灰化を含む全身の石灰化をきたし，生命予後に影響を及ぼします．

治療には食事のリンをコントロールし，リン吸着薬（保存期には炭酸カルシウム）を用い，さらに活性型ビタミンD製剤を加えます．透析導入後は，血清リンのコントロールのために血清補正カルシウム値が高値の場合には塩酸セベラマーや炭酸ランタンを，副甲状腺機能のコントロールにシナカルセトを用います．これらによっても管理が困難な場合には副甲状腺摘出術や経皮的エタノール注入療法なども行われます．

■高カリウム血症と代謝性アシドーシスの治療

CKDのステージがすすむとしばしば血清カリウム値が上昇し，代謝性アシドーシスを合併します（☞p.44参照）．

高カリウム血症の治療には，低カリウム食（カリウム1,500 mg/日）とし，カルシウム液の静注，重炭酸ナトリウム液の静注，イオン交換樹脂の服用や透析療法を行います．代謝性アシドーシスには重炭酸ナトリウムの注射や内服，透析療法で治療します．

■腎性貧血の治療

CKDが進行すると腎臓でつくられる造血ホルモンであるエリスロポエチンが減少して貧血が出現します．これが腎性貧血です．血液ヘモグロビン値が低下して10～11 g/dl未満になったときに赤血球造血刺激因子製剤（ESA；エリスロポエチン製剤など）を注射すると貧血は回復してきます．また鉄欠乏の有無を調べ，鉄飽和度（TSAT）20％以下，血清フェリチン値100 ng/ml以下のときには鉄剤を用います．

[*1] ACE阻害薬（アンジオテンシン変換酵素阻害薬）：強力な昇圧系のレニン・アンジオテンシン系の抑制と降圧系のカリクレイン，キニン，プロスタグランジン系の増強で降圧します．

[*2] ARB（アンジオテンシンⅡ受容体拮抗薬）：アンジオテンシンⅡと特異的に結合し，その作用（血管収縮，体液貯留，交感神経亢進）を抑制して降圧します．

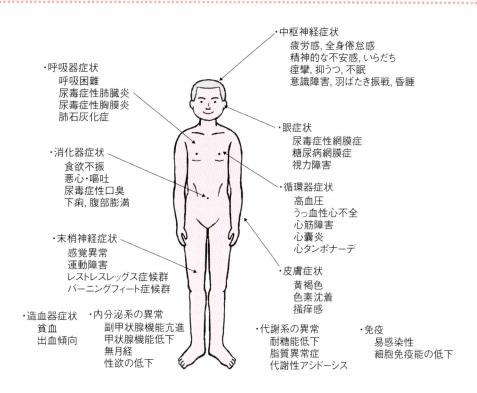

図 4 尿毒症の症状

■脂質異常症の治療

CKD では脂質異常症をみることが少なくありません．適切な食事療法・運動療法，スタチン（☞ p.9）による治療は心血管疾患の治療，予防効果とともに，たんぱく尿を減少させ，腎機能が低下しないように抑制することが報告されています．LDL コレステロール値を 120 mg/dl 未満にコントロールすることが大切です．

■高尿酸血症の治療

腎機能の低下にともない尿酸排泄も減少し，高尿酸血症（血清尿酸値 7.0 mg/dl 以上）の頻度が増加します．高尿酸血症は腎機能を増悪させたり，ときには痛風をきたすことがあります．

治療はまず過食，高プリン食嗜好，常習飲酒などの生活習慣の改善が重要です．また，CKD ステージ G4〜G5 において，生活習慣の改善にもかかわらず血清尿酸値が 9.0 mg/dl 以上の場合には薬物治療が考慮されます．通常，尿酸生成抑制薬アロプリノールやフェブキソスタット（フェブリク®）を用いますが，前者の場合には副作用を防ぐため，腎機能に応じた減量服用が必要です．

■尿毒症性毒素の除去

CKD ステージ G4〜G5 では尿毒症性毒素が体内に貯留し，尿毒症症状が出現してきます（**図4**）．球形吸着炭（クレメジン®）の服用や透析療法で治療します．球形吸着炭を服用すると腸管内において尿毒症性毒素を吸着し，便に排泄させて，CKD 進行の抑制と全身倦怠感を改善することが報告されています．

2）糖尿病性腎症の治療
■血糖値と血圧のコントロール

糖尿病で慢性的な高血糖が続くと腎障害をきたし，糖尿病性腎症が生じます．

その発症・進行の抑制には適切な食事療法と薬物療法による厳格な血糖値と血圧のコントロール

が重要で，血糖値のコントロールには経口血糖降下薬やインスリンを，血圧のコントロールには降圧薬，とくに ACE 阻害薬や ARB を用います．血糖コントロールの目標は HbA1c（NGSP 値*）で 7.0％未満，血圧のコントロール目標は 130/80 mmHg 未満です．

■生活の管理

腎症の進展とともに大血管障害の合併リスクが高くなるので，肥満，脂質異常症，喫煙などの危険因子の管理も重要です．

3）透析療法

CKD が進行して次第に体内に尿毒症性物質が蓄積し，ついに尿毒症の症状が出現すると保存的治療では対処できなくなります．このステージ（G5D）では透析療法が開始され（**表7**），尿毒症性物質の除去や欠乏した必須物質の補充が行われます．

透析療法としては主として血液透析と腹膜透析が行われます．前者は患者の血液をバスキュラーアクセスからダイアライザに導いて透析を行うもので，通常 1 回 4 時間，週 3 回行います．ダイアライザを介して尿毒症性物質は除去され，欠乏した物質は補充されます．後者は腹膜カテーテルをアクセスとして腹腔内に透析液を注入し，腹膜を透析膜として注液，排液を繰り返し透析を行うものです．腹膜を通して尿毒症性物質は除去され，欠乏している物質は補充されます．連続携行式腹膜透析（CAPD）では 24 時間持続して腹膜透析を行います．

表 7　慢性腎不全透析導入基準

A．臨床症状
1．体液貯留（全身性浮腫，高度の低たんぱく血症，肺水腫）
2．体液異常（管理不能の電解質，酸塩基平衡異常など）
3．消化器症状（悪心，嘔吐，食欲不振，下痢など）
4．循環器症状（重症高血圧，心不全，心包炎）
5．神経症状（中枢・末梢神経障害，精神障害）
6．血液異常（高度の貧血症状，出血傾向）
7．視力障害（尿毒症性網膜症，糖尿病網膜症）
これら 1〜7 項目のうち 3 個以上該当するものを高度（30点），2 個を中等度（20 点），1 個を軽度（10 点）とする．

B．腎機能

血清クレアチニン（mg/dl）	（Ccr ml/分）	点数
8 以上	（10 未満）	30
5〜8	（10〜20 未満）	20
3〜5	（20〜30 未満）	10

C．日常生活障害度
尿毒症症状のため起床できないもの：高度（30 点）
日常生活が著しく制限されるもの：中等度（20 点）
運動，通学あるいは家庭内労働が困難であるもの：軽度（10 点）

D．上記 A，B，C の総得点 60 点以上を透析導入とする．
注：年少者（10 歳以下），高齢者（65 歳以上），全身性血管合併症のあるものについては 10 点を加算．

（川口良人ほか：日内誌 89：1331-1336，2000 より）

4）腎移植治療

CKD が進行してステージ G5 になり，各種の尿毒症症状が出現したときには透析療法のほかに腎移植が行われます．これには献腎移植と生体腎移植があります．前者は脳血管障害など腎臓に問題を認めずに亡くなった人から腎臓を摘出して移植するものであり，後者は多くの場合，健康な親族あるいは配偶者をドナーとするものです．いずれの場合も 1 個の腎臓（片腎）を骨盤内に移植します．腎移植治療はドナー不足という問題がありますが，より生理的であり，生活の質が向上でき，社会復帰が容易である点で透析療法に比べて優れています．最近では透析療法を経ずに移植を行う先行的腎移植も行われています．腎移植を行った後は免疫抑制薬の継続使用が必要です．

免疫抑制薬には副腎皮質ステロイド，シクロスポリン，タクロリムス，アザチオプリン，ミゾリピンなどが用いられます．免疫抑制薬が進歩したことで拒否反応は減少し，腎移植の成績は向上してきています．問題は薬物による副作用で，感染症などの合併症を起こしやすく注意が必要です．

---

* NGSP 値：HbA1c 値は国際標準化にともない，2012 年 4 月から従来の JDS 値に 0.4％を加えた NGSP 値表記になっています．

5）小児 CKD の治療（保存期，透析期）

理想の目標は「心身と知的発育ともに健康な成人になる」ことです．そのためには，スキャモン（Scammon）の図（**図 5**）にあるように，諸臓器の発育パターンは一様ではないことを理解することが大切です．時宜を得た処方と対応が求められます．たとえば，乳幼児期は「三つ子の魂百まで」といわれるように知的発達が旺盛です．栄養障害をはじめ尿毒症性毒素による悪影響を最小限に抑えることが求められます．

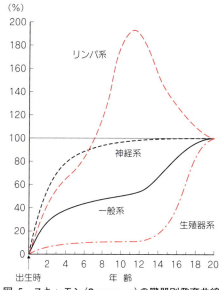

図 5　スキャモン（Scammon）の臓器別発育曲線

■ CKD ステージ G2〜G4（保存期）

血圧の管理：腎糸球体への負荷がとくに強くなるのは，成長の旺盛な乳幼児期と思春期です．食塩・水分コントロールや利尿薬による体液過剰の是正，カルシウム拮抗薬，アンジオテンシン変換酵素（ACE）阻害薬，アンジオテンシン II 受容体拮抗薬（ARB）が投与されます．

高カリウム血症：CKD ステージ G4〜G5 で高カリウム血症を示す場合は，カリウムコントロール食（1.5 g/日以下）を開始します．生野菜，バナナ，いも類，コーヒー，チョコレートなどはカリウムを多く含有するので食べないようにします．野菜を食べるときは加熱し，ゆで汁は捨てます．治療抵抗性高カリウム血症は透析療法に導入します．

代謝性アシドーシス：CKD ステージ G4 以上で出現します．血漿重炭酸濃度を 22 mEq/l 以上に保つことが望ましいでしょう．重曹は 1〜2 mEq/kg 体重/日を，分 2〜3 で投与して補正します．

貧血：心・腎・貧血連関がさらなる合併症の悪循環を形成するので，ESA（エリスロポエチン製剤など）を用いてヘモグロビン値 11〜12 g/dl をめざします．鉄欠乏性貧血を是正しておくことが前提です．腎性貧血は心不全の原因にもなります．

骨・ミネラル代謝異常：CKD にともなう骨・ミネラル代謝異常（CKD-mineral and bone disorder：CKD-MBD）は小児では CKD ステージ G2 で出現し始め，成長障害に関与します．血清カルシウム・リン積値が，乳幼児では 65 未満，小児では 60 未満になるように，また intact PTH（副甲状腺ホルモン）値は 60〜240 pg/ml を目標値とします．低たんぱく食，低リン食，活性型ビタミン D，リン吸着薬を併用します．乳児では低リンミルクの利用も必要です．

成長障害と成長ホルモン抵抗性：成長障害の原因は，**図 6** のように多岐にわたります．栄養障害，とくにエネルギー摂取不足は重要な因子です．管理栄養士による定期的な評価と指導が必須です．CKD の進行とともに成長ホルモン抵抗性が亢進します．eGFR が 50 ml/分/1.73 m² 以下になると腎機能が低下し，身長標準偏差が −2 SD 以下になると成長ホルモン治療が保険適用となります．その効果は，思春期前やより早い CKD ステージでの開始例に伸長効果が高いようです．6 カ月にわたる皮下注射をしても効果の乏しい場合は増量します．

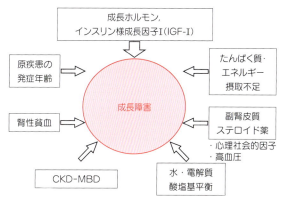

図 6　小児慢性腎不全による成長障害に関与する因子

エネルギー摂取量：推定エネルギー必要量の不足は，とくに乳幼児では成長障害の主因となるので，しっかりエネルギーを確保するように栄養指導します．エネルギー補給食品として，粉あめや中鎖脂肪酸食品（マクトンゼリー，ようかん）を利用するのもよいでしょう．食欲が低下し，エネルギーが不足するときは，夜間に経管栄養で補充します．胃食道逆流のあるときは逆流防止術や胃瘻による持続注入も考慮します．学童ではエネルギー過剰摂取による肥満に留意します．

低たんぱく食：小児では原則としてたんぱく質の制限を行いません．2年間の低たんぱく食（0.8〜1.1 g/kg 標準体重/日）は腎機能低下の進行を抑制するという文献的なデータは乏しいので，成長障害の懸念から厳格なたんぱく質コントロールは避けたほうがよいでしょう．必要なときは，たんぱく質，食塩，リン，カリウムを抑えた治療用特殊食品をうまく利用します．とくに，嘔吐などで経口摂取が困難な乳児では，一時的に経管栄養も選択肢になります．

食塩・水分コントロール：CKD ステージ G4〜G5 で高血圧，浮腫があると食塩コントロールが必要になります．学童では成人同様に 6 g/日以下とされていますが，高血圧や溢水がある場合は，急性腎炎の浮腫期に準じて厳しくコントロールします．厳格なコントロールに耐えられない場合は，サイアザイドやフロセミドなどの利尿薬を慎重に併用し，食事からの過剰なナトリウムを除去します．しかし，閉塞性尿路疾患や異・低形成腎では，ナトリウム再吸収障害や尿濃縮障害によって食塩や水分を喪失しますので，これらを抑制するのではなく，むしろ補充をする必要があります．また，下痢や嘔吐のあるときは脱水に陥りやすいので，保護者に注意して対処するようにアドバイスしましょう．

脂質：脂質コントロールと CKD の進行に明確なエビデンスはないのでコントロールはしませんが，脂質の過剰摂取と肥満は心血管合併症の誘因となります．

運動：高血圧，浮腫，CKD-MBD や貧血程度にもよりますが，心エコーや脳性ナトリウム利尿ペプチド（BNP）などの心不全マーカーを参考にし，「部活」のような過激な運動を除き，基本的に制限しません．運動は心血管疾患の予防や心理的ストレスの解消にもなります．ただし，高容量のステロイド薬が連日投与されているときや骨塩量が低下しているときは，椎体骨圧迫骨折や大腿骨頭壊死に注意します．

予防接種（CKD ステージ G2〜G5）：不活化ワクチンは健常児と同様に接種します．腎移植を前提としている場合は計画的に生ワクチンも含めて，移植前に場合によっては複数回接種し，抗体価の上昇を確認しておきます．生ワクチンは，ステロイドパルス療法後 4 週以内や高容量の免疫抑制薬を投与されているときは，小児腎臓病専門医と相談して個別に判断します．

■ CKD ステージ G5（透析期も含む）

　基本的には腎機能低下が不可逆性と考えられる場合は，CKD ステージ G4 から腎代替療法（透析療法や腎移植）について患児と家族に説明し，情報不足による不安を取り除くようにします．ドナー候補が家族にいない場合や，腎移植後の再発の危険がある場合は献腎登録をします．小児はレシピエント選択の際に付与点があるのでマッチする確率が高くなっています．

　透析療法によるクリアランスが 10 ml/分/1.73 m^2 前後であるので，成長と発達の完成した成人では最低限の生体恒常性（ホメオスタシス）を保持できますが，小児とくに乳幼児期発症例では成長と発達を担保するにはきわめて不十分です．最終身長は著明な低身長となります（**図7**）．

　しかし，現時点では腎移植が生着すれば，GFR が 80% 以上に回復することが期待できます．したがって，透析療法は小児では移植までの一時的な「つなぎ医療」の位置づけにあると思われます．

維持腹膜透析期：小児では，絶対的禁忌（腹腔内に透析液を十分に注排液できないか，腹膜機能の低下がある）や相対的禁忌（腹腔内占拠病変）を除き，85% が腹膜透析に導入されています．腹膜透

析時の透析液からのブドウ糖の吸収は9〜18 kcal/kg体重/日といわれるので，1日エネルギー量の7〜15%を占めます．したがって，肥満を避けるために推定エネルギー必要量から糖吸収量を減算して指導します．しかし，たんぱく質は腹膜透析で0.15〜0.3 g/kg体重/日程度が漏出するので，食事から補充する必要があります．

維持血液透析期：小児の維持血液透析で十分なエネルギー摂取が達

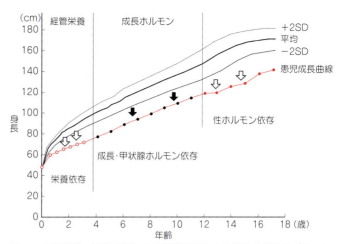

図7　先天性腎・尿路疾患による慢性腎不全の典型的成長障害パターン

成できなければ，成長障害のみならず不足エネルギー補充のために体たんぱくの崩壊が引き起こされます．したがって，日常活動の強度に基づいて，推定エネルギー必要量に15〜30%を上乗せしたエネルギーが必要になります．食事からのたんぱく質の補充には0.1 g/kg体重/日程度を加算します．また，透析液に含まれるアミノ酸や水溶性ビタミンの漏出もあります．

■栄養療法の評価と身体計測の意義

乳幼児では，体重，身長，頭囲(乳児)は1カ月ごとに計測します．2歳以降では3〜6カ月ごとに行います．成長曲線にプロットし，そのトレンド(下降か上昇か)に注意します．成長速度(cm/年)，身長と体重の標準偏差スコア(SDS)を計算することで，母集団からの「外れ度」を評価できます．

計算例

$$身長\,SDS = \frac{患児の身長 - 同年齢・同性の標準身長}{同年齢・同性の身長偏差値}$$

標準曲線に沿って成長している場合は，栄養状態は良好と判断できます．身長の伸長低下に先行し，体重が低下していることが多くあります．体重の評価は，2歳未満では暦年齢相当の標準体重との比較で行い，2歳以降は体格指数〔BMI(body mass index) = 体重(kg)/身長(m)^2〕を計算します．

6) 高齢者CKDの治療(保存期，透析期)

高齢のCKD患者さんにおいても，その治療目標は末期腎不全への進行抑制と心血管疾患の発症予防です．しかし，さらに日常生活活動度や生活の質(QOL)に十分な配慮が必要となります．

■高血圧

日本腎臓学会の「エビデンスに基づくCKD診療ガイドライン2013」では，糖尿病非合併の高齢者CKDは，140/90 mmHg未満をめざすことを推奨しています．さらに，糖尿病非合併でも，たんぱく尿をともなう場合や糖尿病を合併している場合には，腎機能の悪化や臓器の虚血症状がみられないこと確認しながら，130/80 mmHg未満をめざすことを推奨しています．

年齢が80歳以上で収縮期血圧が160 mmHg以上の高血圧の患者さんを対象とした研究では，降圧目標を150/80 mmHgにすると，総死亡，脳卒中による死亡，心不全，心血管疾患などが減少したという報告があります．したがって，高齢者でも，ある程度の目標値を設定し，積極的に降圧療法を行うことは大切であると考えられます．

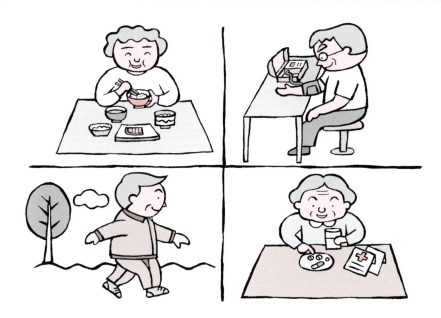

　一方，同じく80歳以上の患者さんを対象とした別の研究では，降圧目標を120/65 mmHgとした群では，生命予後が不良であったという報告があります．つまり，高齢者では，降圧が過度であると有害であることを示唆しています．ちなみに，日本高血圧学会の「高血圧治療ガイドライン2014」では，一般的な降圧目標は140/90 mmHg未満，後期高齢者では150/90 mmHgを降圧目標とし，症状や検査所見の変化に注意し，最終的な目標は140/90 mmHgとするとしています．

　高齢のCKD患者さんにおいても，利尿薬，カルシウム拮抗薬，およびレニン・アンジオテンシン系阻害薬のいずれの降圧薬によっても，腎機能障害の抑制や心血管疾患発症の予防効果が認められるという報告があります．このため，これらの薬剤の単独もしくは併用投与が，高齢のCKD患者さんにも推奨されています．しかし高齢者では，降圧療法が臓器の血流障害を引き起こす可能性があるため，降圧薬は少量から開始するなどの緩徐な降圧を心がけるべきであると思われます．さらに，高齢者では動脈硬化性の腎動脈狭窄を有する場合も多く，レニン・アンジオテンシン系阻害薬の使用には十分に注意し，また非ステロイド性抗炎症薬（NSAID）や利尿薬を投与するときには虚血性腎障害に注意する必要があります．

■糖尿病

　加齢にともない耐糖能が低下しますが，その原因としてインスリン分泌能の低下，インスリン抵抗性の増大，身体活動度の低下，筋肉量の低下などが考えられています．そのため，高齢者では糖尿病の頻度が高く，2013年厚生労働省の「国民健康・栄養調査」によると，糖尿病が強く疑われる人は，男性の60歳代19.5%，70歳以上24.4%，女性の60歳代11.5%，70歳以上17.6%と高率でした．

　高齢の糖尿病患者さんでは，とくに自覚症状のないまま高血糖に陥りやすく，また逆に低血糖の頻度も高いとされています．自覚症状のない無症候性の低血糖では重症低血糖の原因となったり，低血糖を繰り返すと認知機能障害を引き起こす原因にもなるので注意が必要です．

　日本糖尿病学会の「科学的根拠に基づく糖尿病診療ガイドライン2013」では，空腹時血糖140 mg/dl，HbA1c 7.4%を高齢者における治療目標値にすべきとしています．

■脂質異常症

　脂質異常症は，心血管疾患のリスク因子であることはよく知られており，高齢者では，このような脂質異常症も高頻度に認められます．しかし，動脈硬化性疾患の発症への脂質異常症の関連性が，高齢になると低下するという報告もあります．一方，同じ高齢者でも，活動度が高い群では血清コレステロールの高値は冠動脈疾患発症のリスク因子であったが，活動度が低い群では血清コレステロールが高値のほうが，冠動脈疾患発症のリスクは低かったことが報告されています．

　このため，日本動脈硬化学会の「動脈硬化性疾患予防ガイドライン2012年版」でも，65〜74歳の前期高齢者まではこのガイドラインの基準に従うものの，75歳以上の後期高齢者では，個々の患者さんに応じて判断するように記載されています．

　一方，脂質異常症は，CKD進行のリスク因子と考えられていますが，高齢のCKD患者さんにおける脂質異常症の治療による腎機能障害の進行抑制の効果については，あまり知られていません．しかし，スタチンを投与すると，65歳以上の患者さんでも，65歳未満の患者さんと同様に腎機能の改善が認められたという報告もあり，高齢者でも脂質異常症のコントロールは大切です．

表8　CKDで骨折率が上昇する原因
- 二次性副甲状腺機能亢進症
- 無形成骨
- ビタミンD欠乏
- 低カルシウム血症，高リン血症
- 骨形態の変化
- 転倒の危険性の上昇
- 栄養障害
- 酸化ストレスの増大

■骨・ミネラル代謝異常

　高齢者では骨粗鬆症を合併していることが多く，骨折のリスクも増加しています．一方，CKDの患者さんでも，骨折のリスクが上昇していることがわかっています（**表8**）．このため，高齢のCKD患者さんでは，骨折のリスクはさらに高く，注意が必要です．日本腎臓学会の「エビデンスに基づくCKD診療ガイドライン2013」では，高齢のCKD患者さんへのビスホスホネート製剤の使用は，骨折の頻度を減少させるため推奨する，としています．ただし，わが国では高度腎障害例で禁忌もしくは慎重投与とされている薬剤があり，また顎骨壊死などの合併症には十分に注意する必要があります．選択的エストロゲン受容体モジュレータは，CKD患者さんにおいても，骨密度の増加，骨折のリスクの減少や脂質代謝の改善が期待でき，有望な選択肢と考えられています．

■透析療法

　わが国の透析患者さんの平均年齢は2014年末において，男性が66.75歳，女性は68.94歳であり，14年前の2000年末の男性60.54歳，女性62.14歳に比較して約6歳ほど高齢化がすすんでいます．このことは，糖尿病性腎症や腎硬化症などを原疾患とする高齢のCKD患者さんの透析導入が増加していることによると考えられています．

　高齢のCKD患者さんに対する透析導入時の注意点としては，心臓や脳の血管障害や精神障害など，CKD以外の多くの合併症を有していることの多いことがあげられます．また，理解力の低下，自己管理力の低下に加え，日常生活や通院に介護を要することも問題となってきています．

　高齢者では筋肉量が減少し，腎機能が低下しても血清クレアチニンの上昇が軽度なため，体液貯留，体液異常や栄養状態の悪化などの臨床症状や日常生活の障害度などを重視した透析導入の決定が必要となってきます．

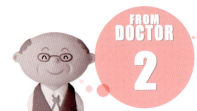

FROM DOCTOR 2 栄養評価

　CKDの患者さんでは，栄養状態が合併症の発症や生命予後と関連する重要な要因であることはよく知られています．このため，CKD患者さんでは，その患者さんの栄養状態を評価することが重要です．栄養状態を評価する方法を**表9**に示します．

表9　栄養状態の評価方法

食事摂取量調査	食事記録法，写真撮影法，食物摂取頻度法
身体計測	体重，体重変化率，BMI（body mass index），皮下脂肪厚（上腕三頭筋皮下，肩甲骨皮下），上腕筋周囲径，上腕筋面積 二重エネルギーX線吸収（DXA）法 インピーダンス（BIA）法 コンピュータ断層撮影（CT）法
筋力	握力，脚力，背筋力
血液生化学検査	アルブミン，プレアルブミン（トランスサイレチン），クレアチニン，総コレステロール，トランスフェリン，リンパ球数，標準化たんぱく異化率（nPCR）またはnPNA
栄養スコア化法	主観的包括的栄養評価法（subjective global assessment：SGA） MIS（malnutrition-inflammation score） GNRI（geriatric nutritional risk index）

食事摂取量調査

　食事摂取量調査は，食事の摂取量すなわち何をどれくらい食べているのかを把握するうえでもっとも基本的な方法ですが，労力と時間がかかるのが難点です．方法としては，食事内容を記録用紙に記入してもらう食事記録法，デジタル機器による写真撮影法，特定の食品についてその摂取の頻度から情報を得る食物摂取頻度法などがあります．

身体計測

■体重，BMI，皮下脂肪厚，上腕筋周囲径など

　体重の変化は，重要な栄養指標であり，3カ月で5%以上，または6カ月で10%以上減少した場合を病的な体重減少と考えます．体重（kg）を身長（m）の2乗で割った値であるBMI（body mass index）は，体格の指標として広く使用されており，18.5〜25 kg/m^{2}が普通体重であり，18.5 kg/m^{2}未満は低体重とされています．しかし，CKD患者さんでは，浮腫を認めることも多く，体重やBMIの評価には，浮腫の有無を考慮する必要があります．また，身体計測による，皮下脂肪厚や上腕筋周囲径，上腕筋面積は，巻尺とキャリパがあればどこでも簡単に測定できますが，測定にはやや熟練を要します．

■二重エネルギーX線吸収（DXA）法

　二重エネルギーX線吸収（DXA）法は，エネルギーの異なる2種類のX線を照射したときのX線の透過度の違いから骨密度や脂肪量，除脂肪量を測定する方法です．このDXA法では，腹部や四肢といった部位別の脂肪量や除脂肪量を測定できることや，測定の再現性が高いといった特徴があります．また，とくに脂肪量の測定は，浮腫の影響を受けにくく，CKD患者さんでの測定に適しているものと思われます．しかし，装置が大がかりで，コストが高いといった問題点もあります．

■インピーダンス（BIA）法

　インピーダンス（BIA）法は，体に微弱な電流を流し，水分を多く含む筋肉は電気が流れやすく，反対に水分をあまり含まない脂肪組織では電気は流れにくいという電気抵抗の違いから，体組成を測定する方法です．装置がポータブルでコストが安く，低侵襲で，短時間に測定できるといった長所

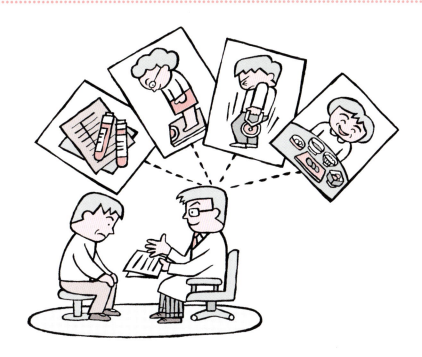

があります．一方，注意点としては，血液透析の患者さんでは透析後に測定する，腹膜透析（CAPD）の患者さんでは排液後に測定する，飲食物の吸収後に測定すること，などがあげられます．

■コンピュータ断層撮影（CT）法

　コンピュータ断層撮影（CT）法は，組織のX線吸収値により，脂肪量や筋肉量を測定する方法です．体脂肪は内臓脂肪と皮下脂肪に分けられますが，とくに内臓脂肪の蓄積は，メタボリックシンドロームとの関連で注目されています．CT法は，この内臓脂肪の評価に適しています．

筋力（握力，脚力，背筋力）

　筋力は，筋肉量だけではなく，筋肉の代謝状態も合わせて評価できます．栄養障害では，瞬発的な運動に適していると考えられているタイプⅡの筋線維がとくに減少するとされています．握力は，上肢全体の筋力を反映するとされており，筋力を測定する方法としては簡便な方法です．また，背筋力は腰部，殿部，胸部などの多くの筋肉を使用するため，全身の筋肉量と相関するとされています．

血液生化学的検査

■アルブミン，プレアルブミンなど

　血清アルブミン値は，栄養指標として広く用いられてきました．しかし，最近ではアルブミンは炎症，ストレス，肝疾患などによって影響を受けるとされており，必ずしもよい栄養指標ではないと考えられてきています．一方，血清アルブミンは，疾患の重症度や予後の予測指標としては有用であることから，栄養不良に陥りやすい状態を示す指標と考えられてきています．血清プレアルブミンは，アルブミンよりも半減期が短いことなどから，鋭敏な指標と考えられていますが，アルブミン同様に炎症などの因子に影響されるとされています．その他，リンパ球数や総コレステロール値なども栄養指標として用いられていますが，これらも他の要因の影響を受けます．

栄養スコア化法

■主観的包括的栄養評価法（SGA）

　栄養状態の評価方法としては，食事摂取量，身体計測や血液生化学検査を組み合わせた，包括的な評価方法もあります．主観的包括的栄養評価法（SGA）は，患者さんの主観的な観点から，病歴，体重変化，食事摂取量，身体機能や身体所見を組み合わせて点数化し，栄養評価を行う方法です．比較的簡便であり，再現性もよいことから，広く使用されています．

■MIS

　MIS（malnutrition-inflammation score）は，SGAの問診や身体計測に加え，アルブミンや総鉄結合能といった血液生化学検査所見も加味されており，CKDステージG5Dの患者さんの栄養評価において優れた指標とされています．SGAやMISは，主観的な評価が中心ですので，評価者によって結果が異なってくることがあります．また，施行にあたってやや時間を要するため，大規模なスクリーニングには不向きです．

■GNRI

　GNRI（geriatric nutritional risk index）は，外科手術を受けた若者を対象に術後合併症の重症度を評価するために考案されたNRI（nutritional risk index）を，高齢者用に改変したものです．血清アルブミン値，体重，身長もしくは膝高から算出できるためとても簡便です．

複数の指標を用いた総合的な判断

　2006年の国際腎栄養代謝専門委員会では，CKDにおける栄養障害を「たんぱく質・エネルギーの消耗状態」と表現し，体内におけるたんぱく質とエネルギーの蓄えの喪失と定義しています．その診断基準では，血液生化学検査，体重・体脂肪率，筋肉量，食事摂取量の4つのカテゴリーのうち3つ以上該当すれば診断される，とあります．このように栄養評価にあたっては，これらの指標の単一の項目のみで患者さんの栄養状態を把握することは困難であり，複数の指標を用いて総合的に判断することが必要です．また，1回だけの栄養評価で結論を出すのではなく，継続的にその指標の変化をみていくことが重要となってきます．

各論 慢性腎臓病（CKD）の食事指導

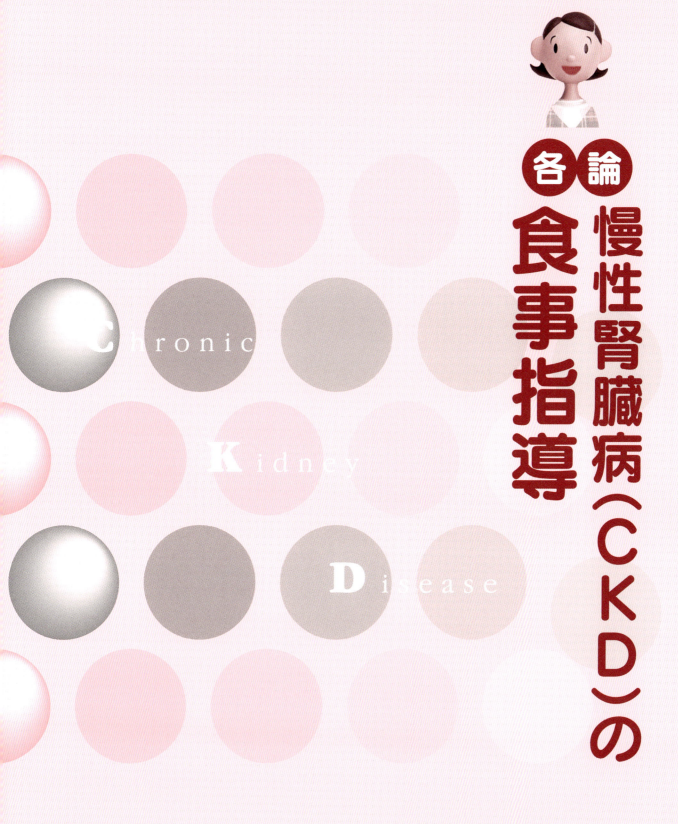

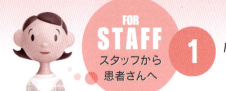

慢性腎臓病(CKD)ステージG1〜G5の食事療法基準

患者さんへの説明のポイント

- CKD重症度分類や尿たんぱく量ごとに，食事療法基準が異なることを説明しましょう．
- 患者さん自身がどのCKDステージなのかを理解してもらいましょう．
- CKDステージG1〜G2では，高血圧や肥満，糖尿病，脂質異常症などの生活習慣病を改善すると腎機能が正常になるので，早い段階から合併症に合わせた食事療法の実践が大切なことを説明しましょう．
- CKDステージG3a以降では，適切なエネルギーの確保，たんぱく質と食塩コントロールが基本となることを説明しましょう．

CKDステージG1〜G2の食事療法

尿たんぱくの持続は腎機能低下の最大のリスク因子です．肥満や高血圧は尿たんぱく量を増加させる原因になります．高血圧につながる脂質異常症や肥満を解消する食事療法が必要です．肥満は，体格指数（BMI）での判定が広く用いられています（**表1-1**）．糖尿病合併者は，糖尿病性腎症の食事療法のポイント（☞p.68）を参考にしましょう．

表 1-1　BMIからみた肥満判定

BMI	判定	（参考）WHO基準
<18.5	やせ	低体重
18.5≦〜<25	正常	正常
25≦〜<30	肥満（1度）	前肥満
30≦〜<35	肥満（2度）	Ⅰ度
35≦〜<40	肥満（3度）	Ⅱ度
40≦	肥満（4度）	Ⅲ度

BMIの算出法：現体重(kg)÷身長(m)÷身長(m)

エネルギー：「慢性腎臓病に対する食事療法基準2014年版」では，健常人と同程度の25〜35kcal/kg標準体重/日，肥満症例では，20〜25kcal/kg標準体重/日としてもよいと示されています．また，必要エネルギーは年齢や性別，身体活動レベルによって異なるため，「日本人の食事摂取基準2015年版」の推定エネルギー必要量も参考となります（☞p.40 **表9-1**）．

たんぱく質：過剰なたんぱく質摂取は，残存糸球体の過剰濾過や腎機能障害を進行させます．過剰なたんぱく質の摂取は避けましょう．また，たんぱく質を多く含む肉は皮下脂肪を取り除くと，動脈硬化の進展に関与する飽和脂肪酸とエネルギーを減らせます．血中コレステロールを低下させるn-3系多価不飽和脂肪酸は青魚に，抗酸化作用のあるサポニンは豆製品に多く含まれます．食生活にうまく取り入れましょう．

食塩：一般的に食塩摂取は血圧に影響し，食塩摂取量の増加は脳卒中や心血管疾患のリスクを高め，CKDでは糸球体の過剰濾過によって尿たんぱく量を増加させます．初期から減塩に取り組みましょう．

カリウム：ステージG1〜G2では高カリウム血症のリスクが低いため，とくに制限は設けません．

CKDステージG3a〜G5の食事療法

■**食事療法の基本**

適切なエネルギーの確保，たんぱく質・食塩・カリウムコントロールが基本となります．

エネルギー：低たんぱく食で摂取エネルギーが不足すると，低栄養状態に陥るだけでなく，高尿素窒素血症や高カリウム血症を引き起こします．適切なエネルギーの確保が大事なことを伝えましょう．

たんぱく質：ステージG3aでは0.8〜1.0g/kg標準体重/日，G3b以降では0.6〜0.8g/kg標準体重/日を目安にコントロールします．制限をする際には十分なエネルギー摂取で低栄養を予防することが重要です．

食塩：3〜6g未満/日を目標とします．ただし，体内のナトリウム保持力が低下し低ナトリウム血症のリスクが高まるため，過剰な制限には注意し3gを下回らないようにします．

カリウム：高カリウム血症のリスクを軽減するため，血清カリウム値を鑑みながら，ステージG3bでは2,000mg/日以下，G4〜G5では1,500mg/日以下を目標にコントロールします．

CKDの食事指導の手助けに

かかりつけ医のもとで，生活・食事指導を行う手助けとなる「慢性腎臓病 生活・食事指導マニュアル〜栄養指導実践編〜」「医師・コメディカルのための慢性腎臓病生活・食事指導マニュアル」が，腎臓病学会から刊行されています．医師・管理栄養士・看護師などさまざまな職種で検討を重ね，CKDの予防・治療の基盤となる食事内容・生活習慣の適正化など，食事指導，運動療法，禁煙指導の実際がまとめられている実践的なマニュアル本です．

1 慢性腎臓病（CKD）ステージ G1〜G5 の食事療法基準

腎機能や合併症などで CKD ステージごとに食事療法基準が決められます．

表1 成人の慢性腎臓病（CKD）ステージ G1〜G5 の食事療法基準

CKD ステージ	エネルギー (kcal/kg 標準体重*/日)	たんぱく質 (g/kg 標準体重*/日)	食塩 (g/日)	カリウム (mg/日)
G1	25〜35 ※肥満症例では 20〜25 適応可 ※「日本人の食事摂取基準 2015 年版」も参考となる	過剰に摂取しない	3≦ ＜6	コントロールなし
G2		過剰に摂取しない		コントロールなし
G3a		0.8〜1.0		コントロールなし
G3b		0.6〜0.8		2,000 以下
G4		0.6〜0.8		1,500 以下
G5		0.6〜0.8		1,500 以下

*BMI 指数（BMI 22）を用いて算出した標準体重．

（日本腎臓病学会編：慢性腎臓病に対する食事療法基準 2014 年版より改変）

CKD ステージ G1〜G2

● 生活習慣病の管理

CKD のリスク因子となる高血圧や肥満，糖尿病，脂質異常症などの管理が CKD の発症や進行を阻止します．

CKD ステージ G3a〜G5

● たんぱく質，食塩，カリウム

腎機能が低下して，たんぱく質の最終代謝産物が体内にたまりやすくなるので，たんぱく質のコントロール（制限）が必要です．血圧を安定させるために食塩コントロールを行います．

また，カリウムの排泄も減り，高カリウム血症を予防するため，摂取カリウムのコントロールが必要です．腎機能が低下すると，コントロールは厳しくなります．

● エネルギー

たんぱく質をコントロールする食事療法では，エネルギーの充足に工夫が必要です．エネルギー不足では，たんぱく質コントロールの効果が得られません．

あなたの食事療法は？

主治医や管理栄養士に食事の量を確認しましょう．

あなたの腎機能や合併症に合わせた食事で腎臓病の進行を遅らせます．

現在のステージ：ステージ □
エネルギー： 　　　kcal ・─ □ kcal × □ kg ※1,※2
たんぱく質： 　　　g ・─ □ g ※3 × □ kg ※1
食塩　　： 　　　g
カリウム： 　　　mg

ほかにも，コントロールを行う場合があります．
例）血清リン値が高い場合，リンの摂取量をコントロールします．

※1 標準体重（kg）：身長（m）×身長（m）×22
※2 体格によっては標準体重を用いない場合もあります．
※3 CKD ステージ G3b 以降で，さらに厳密なたんぱく質コントロールを行う場合もあります．

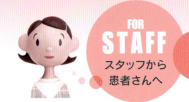

たんぱく質コントロールの意義

患者さんへの説明のポイント

- 慢性腎臓病(CKD)患者さんの食事療法におけるたんぱく質コントロールの目的は，腎臓を守ってその機能を維持することと透析導入を遅らせることです．
- 低たんぱく食は，高リン血症，高カリウム血症，高尿酸血症などの改善などにも関与します．また，代謝性アシドーシスの進行も抑制します．
- ステージG4～G5では，0.6～0.8 g/kg 標準体重/日のたんぱく質制限が行われますが，この場合には十分なエネルギーの確保が必要です．
- 0.6 g/kg 標準体重/日未満の厳しい低たんぱく食を行う場合には，低たんぱく質の特殊食品の使用が必要となってきます．

腎機能障害進行の抑制

CKD患者さんの食事療法において，たんぱく質コントロールの目的の1つは，腎臓を守ってその機能を維持することです．たんぱく質を過剰に摂取すると，その代謝物も多くなります．腎臓では，この多くなった代謝物を濾過するために糸球体内圧が高くなります．糸球体内圧が高くなると，サイトカインなどの細胞障害性物質が放出され，腎臓が徐々に機能を失ってしまいます．実際に，CKD患者さんにおいて，低たんぱく食(0.6～0.8 g/kg 標準体重/日)により，腎機能障害の進行が抑制されたことが，数多く報告されています．

透析導入の遅延

たんぱく質コントロールのもう1つの目的は，透析導入を遅らせることです．尿毒症を引き起こす物質としては，種々の物質が考えられていますが，その1つに腸内細菌によって産生されるインドキシル硫酸があります．インドキシル硫酸は，たんぱく質が材料になって産生されるため，たんぱく質の摂取を減らせば，尿毒症の原因物質が減少します．尿毒症が発症しなければ，透析導入も遅らせることができるわけです．また，インドキシル硫酸のような尿毒症性物質が，活性酸素の産生亢進などから尿細管障害をきたし，さらにこの尿細管障害が糸球体障害を引き起こし，腎機能障害が進行していく可能性も考えられています．

リンとカリウムの摂取量のコントロール

リンやカリウムの摂取量はたんぱく質の摂取量と関連が深いため，過剰なたんぱく質の摂取をコントロールすることによって，リンやカリウムなどの摂取も同時にコントロールされることになります．このため低たんぱく食は，高リン血症，高カリウム血症，高尿酸血症などの改善にも関与してきます．高リン血症は，CKDにともなう骨・ミネラル代謝異常(CKD-MBD)の原因となり，心血管疾患の発症や生命予後とも関連してきます．また，高尿酸血症が腎機能障害を進行させることも知られています．さらに，低たんぱく食では有機酸の産生が抑制され，代謝性アシドーシスの進行が抑制されます．

たんぱく質摂取量のコントロール

日本腎臓学会の「慢性腎臓病に対する食事療法基準2014年版」では，CKD患者さんに対するたんぱく質摂取基準として，ステージG3aでは0.8～1.0 g/kg標準体重/日を，G3b以降では0.6～0.8 g/kg 標準体重/日の摂取を推奨するとしています．

なお，たんぱく質摂取のコントロールを行う場合には，十分なエネルギー量を確保することに留意する必要があります．健常者において，窒素バランスを保つための最小限のたんぱく質摂取量は0.58 g/kg 標準体重/日とされており，0.6 g/kg 標準体重/日未満の低たんぱく食では，たんぱく質の異化が亢進する危険性が高くなってきます．このため，0.6 g/kg 標準体重/日未満の厳しい低たんぱく食を行う場合には，とくに十分なエネルギー量の確保や必須アミノ酸欠乏に対する注意が必要となります．このため，低たんぱく質の特殊食品の使用が必要となってきます．不適切なたんぱく質コントロール食は，栄養障害の原因となってしまいます．

2 たんぱく質コントロールの意義

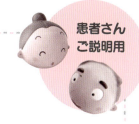

腎臓の働きの低下を抑制する

　たんぱく質のコントロールは，慢性腎臓病（CKD）患者さんの食事療法の基礎であり，いろいろな効果があります（表1）．たんぱく質コントロールの1つの目的は，腎臓を守ってその働きを維持することです．たんぱく質を過剰に摂取すると，その過剰な代謝物を濾過するために腎臓に負担がかかり，腎臓の働きが徐々に弱ってしまいます．実際に，CKD患者さんにおいて，低たんぱく食により，腎機能障害の進行が抑制されたという報告が数多くあります．

表1　低たんぱく食の効果

- 腎機能障害の進行を抑制する
- 透析導入時期を遅らせる
- 高窒素血症を改善する
- 電解質異常（高リン血症，高カリウム血症）を改善する
- 高尿酸血症を改善する
- 代謝性アシドーシスを改善する

透析療法の導入を遅らせる

　たんぱく質コントロールのもう1つの目的は，透析導入を遅らせる効果です．腎不全が進行すると尿毒症になってしまいます．この，尿毒症を引き起こす物質はたくさん考えられていますが，その1つにたんぱく質が材料となって腸内で産生される物質があります．つまり，たんぱく質の摂取を減らせば，尿毒症の原因物質が減少し，そうすれば透析導入も遅らせることができるわけです．また，この尿毒症の原因物質がさらに，腎臓に障害を与える可能性も考えられています．

リンやカリウムの上昇も抑えられる

　リンやカリウムの摂取量は，たんぱく質の摂取量と関連が深いことが知られています．このため，たんぱく質を減らすと，同時にリンやカリウムの摂取も減り，血中のリンやカリウムの上昇が抑えられます．血清カリウム値が高度に上昇すると不整脈から生命にも危険が及びます．血清リン値の上昇は，すぐには生命には関係しませんが，CKDにともなう骨・ミネラル代謝異常（CKD-MBD）の原因となり，心血管疾患の発症や生命予後とも関連してきます．

　腎臓の働きが低下すると，尿中への尿酸排泄が低下し，血中尿酸値が上昇します．ところが，この尿酸がさらに腎機能障害を進行させることもわかっています．低たんぱく食にすることで尿酸の産生が低下し，血中尿酸値の上昇が抑えられます．

　また，腎臓の働きが低下すると，体内が酸性に傾きますが，低たんぱく食では酸の産生が抑制され，体内が酸性に傾くことの防止につながります．

エネルギーを十分に摂取する

　当然，たんぱく質は生体にとって必要不可欠な栄養素の1つですので，無理な低たんぱく食は栄養障害をきたし，身体にとってよくありません．CKDの患者さんでは，栄養障害が合併症発症の原因となったり，生命予後を悪化させるので注意しなければなりません．低たんぱく食を行う場合には十分にエネルギーを摂取し，同時に必須アミノ酸欠乏に対する注意も重要になります．

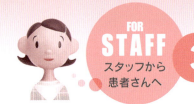

3 たんぱく質コントロールの方法

患者さんへの説明のポイント

- CKD ステージ G3a 以降では，摂取たんぱく質のコントロールが必要です．腎機能がさらに低下してステージ G3b 以降になれば，さらに厳しくたんぱく質をコントロールします．症状や CKD ステージにより摂取たんぱく質のコントロールの目標量が変化することを理解してもらいましょう（☞ p. 25）．
- さまざまな食品に含まれるたんぱく質の量が把握できるようにアドバイスしましょう．
- たんぱく質量が少なく調整されている治療用特殊食品を活用すると，メリットのあることなども十分に説明しましょう．

 ### 食品のたんぱく質量の理解

たんぱく質は，砂糖と油脂以外のほとんどの食品に含まれており，それぞれの食品で含まれるたんぱく質の量は異なります．食品にどの程度のたんぱく質が含まれているのか把握できるように指導しましょう（☞ p. 96）．

穀類：植物性食品の穀類にも，たんぱく質が含まれています．主食として利用される食品のため，1回の摂取量が他の食品に比べて多く，しかも毎食摂取するので，たんぱく質が意外と多くなります．ご飯より，パンや麺類のほうがたんぱく質を多く含みます．

いも・野菜・果物類：植物性食品で，たんぱく質量は動物性食品よりも少なめです．

豆・豆製品：植物性食品ですが，動物性食品と同様，たんぱく質量は多い食品です．

肉類：たんぱく質を多く含みます．同じ種類の肉では，脂身が多い部位がたんぱく質は少なめです．食事のボリュームを出したい場合は，脂身の多い部位を使います．

魚類：たんぱく質を多く含む食品です．魚の種類でたんぱく質の量は大きく異なります．『日本食品標準成分表』や『腎臓病食品交換表』で確認しましょう．

卵類：たんぱく質を多く含みます．比較的安価で，他の生鮮食品よりも日持ちするため使用頻度が多くなりがちですが，他の食品からのたんぱく質摂取も考慮すると，多くても1日1個までとするようにしましょう．

乳製品：たんぱく質を比較的多く含む食品です．間食に使用すると，おかずで利用できるたんぱく質の量が少なくなることを伝えましょう．

 ### たんぱく質の多い食品摂取の注意

たんぱく質を多く含む食品には，動物性食品の肉・魚・卵・乳製品と，植物性食品の豆・豆製品があります．これらの食品はとくに摂取量に注意してもらいましょう．

 ### 治療用特殊食品の利用

たんぱく質が少なく，エネルギーは通常食品と同程度に調整した治療用特殊食品が多数販売されています（☞ p. 54，102〜105）．このような治療用特殊食品を主食として利用すると，おかずに使用できる食品重量が増え，たんぱく質の栄養価が高まり（☞ p. 30），さらに満足感のある食事になります．

 ### エネルギー不足に注意

たんぱく質は1gで4kcalのエネルギーを発する栄養素のため，低たんぱく食ではエネルギー確保を工夫しなければエネルギー不足になります．エネルギーが不足すると体たんぱくの異化がすすみ，尿毒症性物質の産生を促し，たんぱく質のコントロール効果が期待できなくなります（☞ p. 38）．

 ### その他

食品の計量：摂取する食品重量で摂取たんぱく質量が大きく変わります．たんぱく質を多く含む食品では，その差が大きくなります．食品は必ず計量しましょう．

食品に含まれるたんぱく質の求め方：『日本食品標準成分表』や，栄養成分表示を利用したたんぱく質量の求め方を説明しましょう（☞ p. 58）．

たんぱく質摂取量の評価：適正量のたんぱく質が摂取できているか否かは，蓄尿から推定できます．蓄尿が不可能な場合，血中クレアチニンと血中尿素窒素比が1：10未満を維持しているかを確認しましょう．1：10以上であればたんぱく質の過剰摂取が疑われます．食事調査を定期的に行い，蓄尿結果や血液データと照らし合わせてアドバイスをしましょう．

蓄尿からたんぱく質摂取量の推定方法（Maroni 法）

たんぱく質摂取量（g/日）＝｛尿中尿素窒素（mg）×1日尿量（dl）＋31×体重（kg）｝×0.00625

3 たんぱく質コントロールの方法

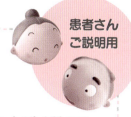
患者さん
ご説明用

腎機能の低下が進行してくると，たんぱく質のコントロールが必要になります．たんぱく質のコントロールは，腎機能障害の進行を抑制します．主治医から指示されたたんぱく質量をコントロールできる方法を身につけましょう．

たんぱく質量の理解

たんぱく質はエネルギー源となる主要な栄養素（炭水化物，脂質，たんぱく質）の1つであるとともに，筋肉や血液などを作るために重要な栄養素です．常に合成と分解を繰り返しているため，合成に必要な分のたんぱく質を摂取する必要があります．しかし，腎機能が低下してくるとたんぱく質の分解物（老廃物）を排泄できなくなってしまうため，必要以上のたんぱく質を摂取しないように摂取量をコントロールする必要があります．

たんぱく質は砂糖と油脂以外の食品のほとんどに含まれます．含まれるたんぱく質の量は，食品や部位により異なります．

主治医から指示されたたんぱく質量のコントロールのためには，それぞれの食品に含まれるたんぱく質の量を理解することが必要です．

たんぱく質が多い食品摂取の注意

たんぱく質は，肉，魚，卵，乳製品，豆・豆製品にとくに多く含まれています．通常の食品のみでたんぱく質のコントロールを実施する場合，これらの摂取量が多くならないように注意が必要です．

摂取する食品の重量で，たんぱく質の量は大きく変わります．食品は計量して使用しましょう．

治療用特殊食品の利用

たんぱく質が少なく，エネルギーは通常の食品と同程度に調整した治療用特殊食品を利用すると，たんぱく質の栄養価が高まり，満足感のある食事になります．食事療法の継続に役立ちます．

● **主食系**

ご飯，パン，うどん，そばなど，たんぱく質を低く調整した製品があります．主食でたんぱく質量を少なくした分，おかずでたんぱく質食品を多く食べることができます．

● **おかず系**

低たんぱく質でも満足感が得られるように工夫された肉料理などの製品があります．

● **間食系**

低たんぱく質のせんべいやクッキーなどがあります．エネルギー補給にも役立ちます．

エネルギー不足に注意

エネルギー摂取が不足すると，筋肉細胞を分解してエネルギーを作り出します．そのとき，尿毒症性物質が作られるため，たんぱく質をコントロールした効果が得られなくなります．そこで油脂類を使用した料理を取り入れたり，たんぱく質が少なく，エネルギーを効率的に確保できる治療用特殊食品を活用しましょう．

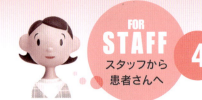

4 たんぱく質のアミノ酸スコア

患者さんへの説明のポイント

- たんぱく質をコントロールする食事療法では，摂取できるたんぱく質が少ないため通常の食事よりもたんぱく質の「質」に配慮する必要があります．
- アミノ酸スコアとは食品のたんぱく質の「質」を評価するスコアで，100がもっとも良質となります．
- アミノ酸スコアが高い「良質なたんぱく質」は，体内で筋肉や血液を効率よく合成します．
- 摂取たんぱく質のうち，60％以上がアミノ酸スコアが高い動物性たんぱく質となるようにしましょう．

アミノ酸スコアとたんぱく質の栄養価

■たんぱく質の栄養価を表すアミノ酸スコア

たんぱく質は，アミノ酸が鎖のようにつながってできている栄養素です．人体は20種類のアミノ酸で構成されています．そのうち体内ではほとんど合成されず，体外から摂取しなければならないアミノ酸を必須アミノ酸といいます．体たんぱくや血液を合成するには，必須アミノ酸がバランスよく揃っていなければなりません．

必須アミノ酸をアミノ酸評点パターンの何％にあたるかをみたものがアミノ酸スコアで，すべての必須アミノ酸がアミノ酸評点パターン以上であれば，アミノ酸スコアは「100」の満点になります．アミノ酸スコアが100に近ければたんぱく質の栄養価が高いと表現されます．

■アミノ酸スコア維持の目的

同じ量のたんぱく質を摂取しても，質の良いたんぱく質の場合は，体構成成分として効率よく利用されるため，老廃物が少なく，腎臓への負担が軽減されます．反対にアミノ酸スコアが低い食事では，体たんぱくの合成能が低くなり，たんぱく質の代謝産物（老廃物）も体内にたまりやすくなります．

アミノ酸スコアが高い食品

肉，魚，卵，乳製品などの動物性食品はアミノ酸スコアが高く，植物性食品はその半分程度です．ただし，植物性食品でも大豆・大豆製品のアミノ酸スコアは100です（表4-1）．

表4-1　アミノ酸スコアが100の植物性食品

| ささげ 全粒 乾 | 油揚げ | 凍り豆腐 |
| 大　豆 全粒 乾 | 糸引き納豆 | 木綿豆腐 |

アミノ酸スコアを維持する工夫

■主菜にアミノ酸スコアが高い食品を利用

アミノ酸スコアが高い食品を毎食主菜に用いるようにします．アミノ酸スコアが高い食品は，他の食品よりたんぱく質が多めなので使用量が少なくなりがちですが，野菜類を付け合わせにするとボリューム感がでます．

また，いろいろな食品でアミノ酸の含まれ方が異なります．食事のアミノ酸スコアを維持するためには，とくに，肉，魚，卵，乳製品，大豆・大豆製品に偏らない食事の組み合わせが必要です．

■主食にたんぱく質が少ない治療用特殊食品を利用

1日の指示たんぱく質量の多くを占めるご飯，パンなどの主食のアミノ酸スコアは低めです．たんぱく質を少なくした治療用特殊食品を主食に利用すると，おかずでアミノ酸スコアが高い動物性食品や大豆・大豆製品の使用量を増やすことができ，食事のアミノ酸スコアを高く維持できます（☞ p.102〜105）．

■その他

動物性食品でも貝類やいか，えび，たこなどの甲殻類はアミノ酸スコアが低めです（表4-2）．甲殻類は1日1回のみの使用にしなければ，アミノ酸スコアの充足はむずかしくなります．

表 4-2　アミノ酸スコアが90〜70未満の海産物

80〜90未満			
ずわいがに	うに	おきあみ	あかがい
あさり	ばかがい	はまぐり	とりがい
70〜80未満			
するめいか	くるまえび	毛がに	かき
70未満			
ほたてがい	さざえ	あわび	たこ

■食事のアミノ酸スコアの評価

アミノ酸スコアの計算は複雑です．そこで，動物性たんぱく質比率を代用します．低たんぱくの食事でアミノ酸スコア95以上を維持するには，動物性たんぱく質比率を60％以上確保することが必要です．

> 動物性たんぱく質比率（％）＝1日の総動物性食品中のたんぱく質の合計÷1日の総たんぱく質量×100

④ たんぱく質のアミノ酸スコア

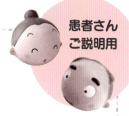
患者さん
ご説明用

筋肉や血液成分を効率よく合成するためには，食事のアミノ酸スコアを高く維持することが大切です．とくに摂取できるたんぱく質の量が限られた食事療法では，いろいろ工夫してアミノ酸スコアを高め，たんぱく質の栄養価がよい食事になるように工夫が必要です．

アミノ酸スコアとたんぱく質の栄養価

たんぱく質はアミノ酸で構成されています．アミノ酸には体内で合成されるアミノ酸「非必須アミノ酸」と，体内で合成されず食事から摂取しなければならない「必須アミノ酸」があります．必須アミノ酸がバランスよく充足されているか否かを表したのがアミノ酸スコアです．

アミノ酸スコアは「100」がもっとも高く，100に近いほどたんぱく質の栄養価が高いといわれます．たんぱく質コントロール食では，アミノ酸スコアを高く維持することが大切です．

アミノ酸スコアが高い食品

肉，魚，卵，乳製品と大豆・大豆製品のほとんどがアミノ酸スコア「100」で，アミノ酸スコアが高い食品です．ただし，動物性食品でも貝類，たこ，いか，えびや動物性食品の加工品は，アミノ酸スコアが全体的に低くなります（表1）．

表1　アミノ酸スコアが高い食品例

アミノ酸スコア	食品
100	肉：うし，ぶた，にわとり（脂身なし），レバー，ベーコン，ウインナー 魚：赤身魚 卵・乳製品：鶏卵（全卵，卵黄，卵白），牛乳 大豆・大豆製品：大豆，納豆，豆腐
100〜80	魚：白身魚
91	あずき
90〜60	魚：たこ，えび，いか
73	卵・乳製品：チーズ，ヨーグルト 豆・豆製品：そらまめ

豆・豆製品以外の植物性食品のアミノ酸スコアは低めです．

アミノ酸スコアを維持する食事の工夫

● **アミノ酸スコアが高い食品を主菜に用いる**

アミノ酸スコアの高い動物性食品を選択し，主治医に指示されたたんぱく質量の範囲で用います．主菜に肉や魚などの動物性食品を用いることで満足感も得られます．少量で質の高い（アミノ酸スコアの高い）たんぱく質食品を摂取しましょう．

● **たんぱく質が少ない治療用特殊食品を活用する**

植物性食品のご飯，パン，麺などの主食にたんぱく質を少なくした食品（☞ p.102〜105）を利用すると，その分，おかずで摂取できるたんぱく質の量を増やせます．肉，魚，卵，乳製品，大豆・大豆製品などの食品を組み合わせてアミノ酸スコアを高くすることができます．

動物性たんぱく質比率60％以上の確保

たんぱく質をコントロールした食事でアミノ酸スコア95以上を維持するためには，動物性たんぱく質比率60％以上を確保することが必要です．

動物性たんぱく質比率（％）
　　＝1日の総動物性食品中のたんぱく質の合計÷1日の総たんぱく質量×100

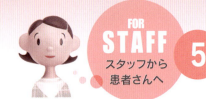

5 食塩コントロールの意義

患者さんへの説明のポイント

▶ 慢性腎臓病（CKD）が進行すると，余分に摂取された食塩は体内に蓄積して浮腫，高血圧，心機能障害を生じ，CKD も進行させます．この場合には食塩をコントロールし，病態に応じて利尿薬で治療します．

▶ CKD ステージ G5 では強力な利尿薬もあまり効果がみられなくなるので透析療法が必要になります．

ナトリウムの体内分布と役割

ナトリウムには細胞外液量と体液浸透圧を維持する重要な役割があります．ナトリウムは細胞外液の主要な陽イオンで，心血管系機能の維持に重要です．体内に約 60 mEq/kg 体重が含まれ，70 kg 成人で約 4,200 mEq が含まれます．その分布は細胞外液に約 2,100 mEq，細胞内液に約 300 mEq で，細胞外液に多く含まれます．残りの約 1,800 mEq は骨にあります．

ナトリウムのバランスと調節

健常者の食塩（NaCl）の 1 日摂取量は通常 10〜15 g ですが，摂取量に応じて腎臓から尿中に排泄されてバランスが保たれています．しかし，経口的に食塩を大量にとると，摂取量に応じて渇き感を覚え，水を飲むことになります．その結果，体液量が増大して浮腫（むくみ）を引き起こします．健常者ではこの余分の食塩は，数日のうちに腎臓から排泄され，ナトリウムバランスを保つようになります．

食塩過剰とその症状

余分に摂取された食塩は腎臓の糸球体による濾過だけでなく，関係するレニン・アルドステロンなどホルモンの働き，交感神経や腎臓の血行動態によっても調節されますが，CKD が進行するとこれらの働きは次第に低下して食塩は体内に貯留するようになります．

その結果，浮腫，高血圧，心機能障害などが生じてきます．ネフローゼ症候群の場合は低たんぱく血症も浮腫の原因となります．CKD で高血圧を合併するとそれによる症状が出現するだけでなく，腎機能がさらに低下することになります．心機能障害があるとさらに食塩の排泄が低下して，浮腫やその他の症状が出現したり，あるいは増悪してきます．

食塩貯留への対策

このようなときには，まず食塩コントロールとともに，CKD のステージに応じて利尿薬が用いられます（表 5-1）．利尿薬としてサイアザイド系利尿薬，ループ利尿薬（ラシックス®など）や抗アルドステロン薬（アルダクトン A®など）が用いられます．CKD が進行して糸球体濾過量（GFR）が低下した場合にはサイアザイド系利尿薬ではそれほど効果がみられず，ループ利尿薬が用いられます．またこの場合には，抗アルドステロン薬は高カリウム血症をきたしやすいので通常用いられません．CKD のステージ G5 ではループ利尿薬を増量しても効果は少ないので透析療法が用いられます．

このように CKD では食塩の過剰によってさまざまな問題が生じてくるので，食塩コントロールが大切になります．また CKD が進行して上述した利尿薬を用いるときには，食塩コントロールすれば，治療をより容易かつ効果的に行うことができます．

表 5-1 利尿薬の使用量・利尿効果と主な副作用

	利尿薬（商品名）	作用発現時間	効果持続時間	副作用
サイアザイド系および類似利尿薬	ヒドロクロロチアジド（ダイクロトライド）	2 時間	12 時間	高尿酸血症 耐糖能低下 高 Ca 血症 低 K 血症
	トリクロルメチアジド（フルイトラン）	2 時間	24 時間	
	クロルタリドン（ハイグロトン）	2 時間	24 時間	
	インダパミド（ナトリックス）	2 時間	24 時間	
ループ利尿薬	フロセミド（ラシックス）	経口 1 時間 静注 5〜15 分	6 時間	低 K 血症 アルカローシス 高尿酸血症 耐糖能低下
	アゾセミド（ダイアート）	1 時間	12 時間	
	ブメタニド（ルネトロン）	経口 30〜60 分 静注 15 分	6〜8 時間	
	トラセミド（ルプラック）	1 時間	6〜8 時間	
抗アルドステロン薬など	スピロノラクトン（アルダクトン A）	徐々（2〜4 日）	2〜3 日	高 K 血症
	カンレノ酸カリウム（ソルダクトン）	徐々（2〜4 日）	2〜3 日	
	トリアムテレン（トリテレン）	2 時間	12〜16 時間	
	エプレレノン（セララ）	2 週間以内		

5 食塩コントロールの意義

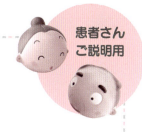
患者さんご説明用

ナトリウムの必要性と有害性

　ナトリウムは人間にとって心臓の機能や血圧の保持といった生命の維持に大切なものです．しかし摂取量が多すぎると逆に心臓に負担がかかって心不全になったり，浮腫（むくみ）をきたしたり，高血圧を生じたりして，その結果，腎機能が低下します．

　健常者は1日に10～15gの食塩を摂取していますが，腎臓の働きが正常であれば摂取量に応じて尿中に排泄され，バランスがとれています．

食塩の過剰摂取と症状

　慢性腎臓病（CKD）が進行すると食塩を排泄する腎臓の能力が低下するので，余分に摂取した食塩は体内に貯留されてしまいます．その結果，浮腫や高血圧が生じ，心臓の働きが低下します．そのために，病状に応じて日常の食塩摂取コントロールが大切です．

　浮腫は 図1 のように調べます．

食塩蓄積の対策

　食塩が体内に蓄積すると，浮腫などのさまざまな症状が現れてきます（図2）．それらの症状を除くために，CKDのステージに合わせて食塩摂取コントロールとともに利尿薬を用い，食塩を尿中へ排泄させます．

　CKDが進行してステージG5になると，利尿薬を増量しても浮腫などの症状に対する効果が次第に少なくなります．そのために，透析療法を行い蓄積した食塩を除去しなければなりません．

　透析療法を導入しなければならないような事態にならないためには，日常の食塩摂取量を適切にコントロールすることが大切になります．

　また，利尿薬を用いて治療する際に，食事の食塩コントロールをすることによって，利尿薬の効果を十分に発揮することになります．

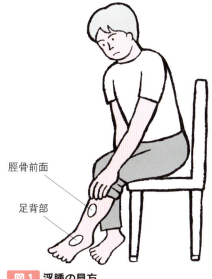

図1 浮腫の見方
指で脛骨前面および足背部を力を入れて押し，凹み具合をみる．

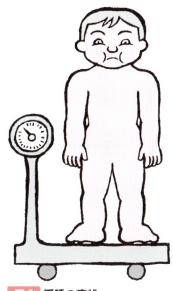

手指，足の腫脹
短期間の体重増加
はれぼったい顔ぼう
圧痕を残す皮膚
指輪がきつい
靴が小さいと感じる
胸水
腹水

図2 浮腫の症状

Ⓒ医歯薬出版

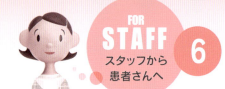

6 食塩コントロールの方法

患者さんへの説明のポイント

- 食塩の過剰摂取は腎機能低下の原因となり，食塩コントロールはCKDの食事療法の基本です．どのステージにおいても食塩摂取量は1日6g未満をめざすようアドバイスしましょう．
- 日本食は食塩量が比較的多く，日本人は平均的に食塩摂取量が多いので，料理を薄味にする，漬物など食塩を多く含む食品を避ける，汁物は1日1回までにするだけでも減塩食になることを伝えましょう．
- 調味量の計量や食品に含まれる食塩量を確認しながら食事療法を実施すると，食塩摂取量の理解が深まりやすく効果的です．

食塩コントロールはCKDの食事療法の基本となり，食塩摂取量の目標値はすべてのステージで3g以上6g未満/日です．国際的にみても日本人の食塩摂取量は多く，国民健康・栄養調査の結果では平均約10g/日摂取しています．調味料の使い方や食品の選択に注意することで大幅に食塩摂取量を減らすことができます．

食塩量を減らす工夫

素材の工夫：新鮮な材料で素材の持ち味をいかします．
調理の工夫：しょうが，青じそなどの香味野菜，レモン，ゆずなどの酸味，からし，わさびなどの香辛料，だしのうまみを利用すると，減塩でもおいしく食べられます．ただし，市販の顆粒だしやチューブ入りの香辛料には食塩を含むものがあることを伝えましょう（表6-1，6-2）．
料理の組み合わせの工夫：いろいろな調理法のメニューを組み合わせると風味や食感が変化し，減塩でも食事を楽しめます．

■ 漬物，つくだ煮は控える

梅干しなら1個で2.2gの食塩を含みます．少量でも食塩が多いので，控えるようにアドバイスしましょう．

■ 食塩を含む加工食品の利用は少なめに

食塩を含む加工食品の使用頻度と1回使用量が多くならないようにアドバイスしましょう．また，加工食品のうまみだけで調理する方法も説明しましょう．

■ 汁物，麺類の注意点

水分が多い料理は食塩も相対的に多くなります．みそ汁や汁物だけではなく，茶碗蒸しやカレーライスなど水分の多い料理も含め，1日1回までにします．

調味料と加工食品使用の注意点をしっかり理解してもらいましょう．

■ 計量して用いる

使用する食品の重量（g）で食塩量が大きく異なります．「かならず計量して用いる」ことを説明しましょう．調味料は計量スプーン，加工食品ははかりで「計量する」ことも説明しましょう．

■ 食塩量の確認

使用する段階だけではなく，購入の段階から食塩量を確認する習慣を身につけてもらうようにアドバイスしましょう．また，栄養成分表示や『日本食品標準成分表』を活用し，食塩量を計算できるようにしましょう（☞ p.36, 58）．

食塩摂取量の評価

食塩摂取量は食事調査からのみでなく，尿中のナトリウム量から算出することもできます．24時間の尿を蓄尿し尿中のナトリウム量を計測することで，多量の汗をかいた場合を除き，かなり正確に食塩摂取量を推定することができます．定期的に測定し，患者さんが摂取したと自覚している食塩量と比較するとよいでしょう．

蓄尿からの推定食塩摂取量（g/日）
　＝尿ナトリウム量（mEq/l）×1日尿量（l）÷17

表 6-1　市販の顆粒，固形だしの食塩量（100g中）

顆粒風味調味料	
和風だし	40.6 g
中華だし	47.5 g
固形コンソメ	
固形ブイヨン（コンソメ）	43.2 g

表 6-2　香辛料の食塩量（使用量3g中）

粉末状態	
唐辛子，こしょう，カレー粉など	0 g
チューブタイプ	
おろししょうが，おろしにんにく	0.1 g
練りわさび，練辛子	0.2 g

⑥ 食塩コントロールの方法

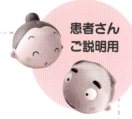

食塩の過剰摂取は浮腫（むくみ）や高血圧を引き起こし，腎機能低下の原因になります．食塩摂取量を上手にコントロールするための工夫や注意点を理解しましょう．
すべてのステージで1日3g以上6g未満を目標とします．
日本食は食塩量が多いため，日本人は食塩摂取量が多くなりがちです．調理や食品の選び方に注意して上手に食塩量をコントロールしましょう．

調理や食品の工夫

- **料理は薄味にする**

  素材の工夫：新鮮な材料を使用すると，素材の味だけで十分おいしさを楽しめます．
  調理の工夫：しょうがなどの香味野菜，酢，レモンの酸味を積極的に活用しましょう．
  ・だしのうまみを利用すると，調味料の量が少なくてすみます．
  ・こしょう，わさびなどの香辛料でアクセントをつけましょう．
  ・1食の料理のうちどれか1品だけに重点的に食塩を用いると，味のメリハリがつき，味の変化や満足感が得られます．
  料理の組み合わせの工夫：煮物，揚げ物，和え物など調理法の違う料理を組み合わせましょう．減塩しても，味や食感の変化を楽しむことができます．

- **漬物，つくだ煮は控える**

  漬物，つくだ煮などの食塩量の高い食品は，この際，控えましょう．→梅干し中ぐらいの大きさ1個（約2.2gの食塩），のりのつくだ煮大さじ1杯（約1.2gの食塩）．

- **食塩を含む加工食品の利用は少なめに**

  味つけしなくてもおいしく食べられるものほど食塩を含んでいます．加工食品ばかりに偏らないようにしましょう．使用時には加工食品のうまみだけで調理しましょう．

- **汁物は1日1回まで**

  みそ汁や汁が多い料理は1日1回までにしましょう．ラーメンやうどんなど麺類の汁は飲まないようにしましょう．→みそ汁1杯（約1.2gの食塩），うどん1杯（約4.7gの食塩）．

計量して用いましょう

摂取する食塩の大部分は，調味料と加工食品で占められます．加工食品の使用量が多くなると，当然，調味料で使用できる食塩量はさらに少なくします．

- **調味料は計量して用いる**

  目分量の使用は厳禁です．必ず，計量スプーンで計量してから使用しましょう．
  食塩1gに相当する調味料：塩1g（小さじ1/6），濃口しょうゆ7g（小さじ1強），甘みそ（大さじ1弱）（☞p.97）

- **加工食品は食塩量を確認し，計量して用いる**

  食品パッケージの栄養成分表示や『日本食品標準成分表』を活用し，食塩量を確認してから使用しましょう．また，必ずはかりで計量してから使用しましょう．

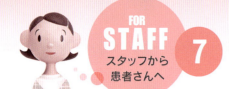

7 調味料と食品に含まれる食塩量

患者さんへの説明のポイント

- 各調味料に含まれる食塩量が異なることを理解してもらいましょう．よく使用する調味料は，食塩含有量を覚えてもらうようにしましょう．
- 1日に摂取する食塩の大半が調味料で占められます．調味料の計量の大切さを理解してもらいましょう．
- 多くの加工食品が食塩を含むことを説明しましょう．
- 『日本食品標準成分表』や栄養成分表示から食塩量が算出できるように指導しましょう．

1日に摂取する食塩量

1日に摂取する食塩量を抑えるためには，できるだけ薄味に慣れることが大切です．また，加工食品の使用頻度や量に十分に配慮しなければ，減塩が不可能なことを伝えましょう．1日に摂取する食塩の大部分を占める調味料と加工食品について重点的にアドバイスしましょう．

調味料の食塩量

食塩1gに相当する調味料の分量で説明すると，どの調味料にどのくらいの食塩が含まれているのかが比較でき，わかりやすいです．よく使用する調味料は，計量スプーンでの目安量も一緒に説明しましょう（☞p.97）．

■調味料の食塩含有量の特徴
塩，しょうゆ：少量でも多くの食塩を含みます．
みそ：種類により食塩量が大きく異なります．
　例）甘みそ（白色，淡色）＜その他のみそ（茶〜褐色）
ソース，ケチャップ：しょうゆやみそよりも少なめです．
マヨネーズ：ソース，ケチャップよりさらに少なめです．
市販のドレッシング：タイプによって食塩量が大きく異なります．栄養成分表示を確認しましょう．

■食塩調整の調味料
各種減塩調味料が市販されていますので，上手に活用しましょう．ただし，食塩の主成分である塩化ナトリウムを半分にして，塩化カリウムを加えて塩味を出している減塩調味料があるので，カリウム量もチェックするように伝えましょう．

表 7-1 「減塩・低塩」と「うす塩・あま塩」の食塩量の違い

減塩・低塩	通常の50％以下（厚生労働省の許可）
うす塩・あま塩	通常の80％以下（農林水産省の指導）

■重量と容量の違い
各調味料の比重で，重量と容量が異なります．患者さんは混乱しやすいので，ていねいに説明しましょう．

食品に含まれる食塩量

■主食
パンや麺類にも食塩が含まれます．1日1回までにしてもらいましょう．とくに，麺類は麺以外にもスープや味つけで食塩量が多くなり，1日の食塩量の範囲内にコントロールするには工夫が必要になります．

■動物性食品
海水中にすむ魚介類は他の動物性食品よりも「自然塩」を多く含む傾向にあります．なかでも貝やいか，かになどの甲殻類は自然塩を多く含みます．甲殻類の使用は1日1回までにしましょう．また，干物や練り製品，ベーコン，チーズなど水分含有量が少ない加工食品は，食塩を多く含む傾向にあります．いくら，たらこ，塩辛，つくだ煮は少量でも多くの食塩を含みます．摂取を控えるように説明しましょう．

■植物性食品
海草類は魚介類と同様，自然塩を多く含む傾向にあるので，摂取は少量にとどめてもらいましょう．また，冷凍野菜には食塩を含む製品があります．漬物やつくだ煮は多くの食塩を含むので控えましょう．

■加工食品
栄養成分表示で食塩量を確認してから使用するようにアドバイスしましょう．とくに，調理ずみ食品やインスタント食品は多くの食塩を含みます．これらの食品ばかりに偏らない食生活をアドバイスしましょう．

食塩量の求め方

『日本食品標準成分表』や栄養成分表示を用いて食塩を算出できるように指導しましょう．栄養成分表示は表示の単位（100g，1枚，1袋など）に注意するようにアドバイスしましょう．食塩相当量が表記されていない場合は，下記の式でナトリウム量から求めることができます．ナトリウム400mgで食塩約1gです．

食塩量（g）への換算式
　＝ナトリウム（mg）×2.54÷1,000

7 調味料と食品に含まれる食塩量

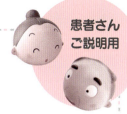
患者さんご説明用

1日に摂取する食塩の大部分は調味料からです．また加工食品にも多くの食塩を含むものがあります．どの程度の食塩が含まれるのか，『日本食品標準成分表』やパッケージに記載されている栄養成分表示から食塩量を確認しましょう．

1 日に摂取する食塩量

塩やしょうゆなどの調味料からの食塩量だけを考えがちですが，加工食品から摂取する食塩量にも注意が必要です．

● **1 日に摂取する食塩量**

摂取する食塩の大部分は，調味料と，加工食品に含まれる食塩です．
食塩を含む加工食品の使用量が多くなると，調味料で使用可能な食塩量は少なくなります．

調味料の食塩量

調味料によって含まれる食塩量が大きく異なります．食塩量の少ない調味料を上手に利用しましょう．また，普段，使用する調味料の食塩量を覚えておくと食事作りに役立ちます．

● **食塩 1 g に相当する調味料の量**

食塩 1 g（小さじ 1/6）＝濃口しょうゆ 7 g（小さじ 1 強）＝薄口しょうゆ 6 g（小さじ 1）＝淡色辛みそ 8 g（小さじ 1 と 1/3）＝ケチャップ 30 g（大さじ 2）＝マヨネーズ 56 g（大さじ 4 と 1/2）

重量と，計量スプーンでの容量が異なる調味料がありますので，注意しましょう．

減塩調味料が多数市販されています．食塩をかなりコントロールしなければならない場合に利用するのもよいでしょう．その製品がどの程度の減塩になっているかは，栄養成分表示を確認しましょう．

食品に含まれる食塩量

普段食べている食品には，食塩が多く含まれるものがあります．とくに，漬物やつくだ煮，肉や魚介類の加工品，調理ずみ食品には多くの食塩が含まれています．1 回の使用量が多くならないように注意が必要です．栄養成分表示の食塩量を必ず確認しましょう．

加工食品には，漬物，つくだ煮，肉加工食品（ハム，ソーセージなど），魚介加工品（塩蔵品，練り製品），調理ずみ食品（レトルト食品，インスタント食品，缶詰など）など日常よく目にするものが数多くあります．

● **食塩量の求め方**

『日本食品標準成分表』：
食塩量（g）＝食品成分表の食塩相当量の数値（g）×食べる重量（g）÷100

栄養成分表示（100 g 中で記載）：
食塩量（g）＝表示の食塩相当量の数値（g）×食べる重量（g）÷100

栄養成分表示（個数や枚数で記載）：
食塩量（g）＝表示の食塩相当量の数値（g）×食べる個数や枚数の重量

ナトリウムから食塩量（g）への換算式＝ナトリウム（mg）×2.54÷1,000
ナトリウム 400 mg で食塩約 1 g です．

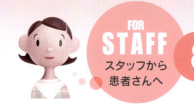

スタッフから患者さんへ 8 エネルギーコントロールの意義

患者さんへの説明のポイント

▶ 慢性腎臓病(CKD)患者さんでは，慢性炎症，不適切な食事療法，尿毒症による食欲低下・味覚異常・消化吸収障害などにより栄養障害を起こしやすいと考えられています．

▶ エネルギー摂取が過剰となると肥満になります．肥満では，糖代謝や脂質代謝の異常によって腎障害が引き起こされますが，肥満そのものも腎障害の原因となります．

▶ CKD 患者さんのエネルギー摂取量は健常人と同程度でよいとされていますが，患者さんの体重などの栄養状態の変化も評価しながら，エネルギー量を決めていく必要があります．

CKD 患者さんは，エネルギー摂取が不足すると栄養障害の原因に，また反対にエネルギー摂取が過剰であれば肥満の原因になりますので，適切なエネルギー摂取の指導が必要になります．

エネルギー摂取の不足

CKD 患者さんは，エネルギーやたんぱく質の摂取量が不足しやすく，栄養障害を起こしやすいと考えられています．栄養障害の頻度については，その定義にもよりますが，CKD ステージ G5D の患者さんの約 40% に栄養障害を認めたという報告があります．

CKD 患者さんの栄養障害の原因には，慢性炎症，不適切な食事療法，尿毒症による食欲低下・味覚異常・消化吸収障害などが考えられています．とくに，慢性炎症は栄養障害および動脈硬化性疾患と密接に関連することが明らかにされており，MIA(栄養障害，炎症，アテローム性動脈硬化症)症候群もしくは MICS(栄養障害・炎症複合症候群)とよばれています．このように，CKD 患者さんでは，栄養障害が合併症の発症や生命予後と関連する重要な要因であることがわかっていますので，エネルギー摂取不足から，栄養障害をきたすことのないようにしなければなりません．とくに，たんぱく質コントロールを強化する場合には，十分なエネルギーの摂取に配慮しなければなりません．

エネルギー摂取の過剰

■ 肥満

エネルギー摂取が過剰になると肥満になります．肥満になると，糖代謝や脂質代謝異常によって腎障害を引き起こしますが，肥満そのものも腎障害の原因となります．これを肥満関連腎症ともいいます．肥満が腎障害を引き起こす原因としては，腎臓の血行動態の変化(糸球体による過剰濾過と糸球体高血圧)が考えられます．つまり，CKD 患者さんがエネルギー摂取過剰となり，肥

表 8-1 メタボリックシンドロームにおける CKD 発症の機序

- 肥満
- インスリン抵抗性
- レニン・アンジオテンシン系の亢進
- 脂質異常症
- 交感神経の亢進
- アディポサイトカイン(レプチンやアディポネクチン)の分泌異常
- 慢性炎症
- 酸化ストレス
- たんぱく質の過剰摂取
- 食塩の過剰摂取

満になると，さらに CKD が進行してしまうことになります．また，肥満は CKD の主要な合併症である心血管疾患のリスク因子でもあるため，エネルギーの過剰摂取には注意しなければなりません．

■ メタボリックシンドローム

メタボリックシンドロームも CKD の原因とされており，肥満そのものによる腎障害やメタボリックシンドロームにともなう高血圧，糖尿病，脂質異常症の関与も考えられています(表 8-1)．

エネルギー摂取量

日本腎臓学会の「慢性腎臓病に対する食事療法基準 2014 年版」では，CKD 患者さんのエネルギー必要量は健常者と同程度でよいとし，年齢，性別，身体活動度に基づいておおむね 25〜35 kcal/kg 標準体重/日を推奨しています．一方，肥満症例では 20〜25 kcal/kg 標準体重/日としてもよいとしています(☞ p.25)．また，厚生労働省による「日本人の食事摂取基準」も参考になると思われます．推定エネルギー必要量は，[基礎代謝量×身体活動レベル]で求められ，基礎代謝量は，[基礎代謝基準値×基準体重]で算出します(☞ p.40)．しかし，CKD 患者さんの基礎代謝量は健常者とは異なっているとの報告もあり，患者さんの体重などを含め，栄養状態の変化を評価しながら(☞ p.20)，エネルギー必要量を決めなければなりません．

8 エネルギーコントロールの意義

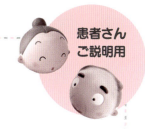
患者さんご説明用

栄養障害は合併症を引き起こしやすい

慢性腎臓病（CKD）患者さんではエネルギーやたんぱく質の摂取量が不足し，栄養障害を引き起こしやすいと考えられています．栄養障害の発症頻度については，その定義にもよりますが，CKDステージG5Dの患者さんの約40％に栄養障害を認めたという報告もあります．

CKD患者さんの栄養障害の原因としては，慢性炎症，不適切な食事療法，尿毒症による食欲低下・味覚異常・消化吸収障害などが考えられています．

この栄養障害は，CKD患者さんにおける合併症の発症や生命予後と関係する重要な要因として知られています．とくに，厳しくたんぱく質コントロールをする場合には，十分にエネルギーを摂取する必要があります．

肥満はCKDの悪化要因

エネルギー摂取量が多すぎると，肥満になりますが，この肥満そのものが腎障害の原因となることがわかってきています（図1）．

つまり，CKD患者さんがエネルギー摂取過剰となり，肥満になると，さらにCKDが進行してしまうことになります．また，肥満のあるCKD患者さんでは，減量によってたんぱく尿が減少したという報告もあります．

一方，肥満のある患者さんでは心血管疾患を発症しやすいのですが，CKDの患者さんでも心血管疾患を発症しやすいことが知られています．

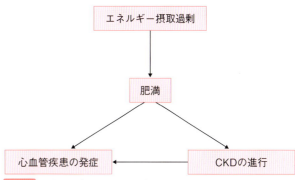

図1 エネルギーの取りすぎがいけないわけ
エネルギーの過剰摂取が肥満を引き起こし，肥満がCKDや心血管疾患のリスクになります．さらに，CKDは心血管疾患のリスクになります．したがって，エネルギーのとりすぎは避けなければなりません．

したがって，CKDと肥満の両方のある患者さんでは，さらに心血管疾患を起こしやすいと考えられます．このため，肥満のあるCKD患者さんでは，体重を減らすことがとても重要になります．

メタボリックシンドロームもCKDのリスク

肥満には，内臓脂肪が蓄積する内臓脂肪型肥満と皮下脂肪が蓄積する皮下脂肪型肥満がありますが，とくに内臓脂肪型肥満が身体に悪影響を及ぼすと考えられています．このため，内臓脂肪型肥満に，空腹時高血糖，脂質代謝異常，血圧高値を合併した状態は，メタボリックシンドロームとよばれ，心血管疾患のリスクとして注目されています．

このメタボリックシンドロームを構成する血糖，脂質・血圧の異常もまた，腎機能に悪影響を及ぼすことが知られており，したがってメタボリックシンドロームもCKDのリスクと考えられています．

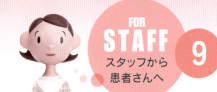

9 エネルギーコントロールの方法

患者さんへの説明のポイント

- 患者さんは「エネルギー」そのものが理解しづらいようです．まず，エネルギーの概念を説明しましょう．
- エネルギー摂取量の過不足は，腎機能を低下させることを説明し，適正なエネルギー量を維持する重要性を理解してもらいましょう．
- 患者さんに合ったエネルギー摂取量を設定し，たんぱく質をコントロールしながら適正なエネルギー摂取の方法をアドバイスしましょう．
- エネルギー摂取量が適正かどうかを，体重の推移をみて評価できるようにアドバイスしましょう．

適正なエネルギー量の重要性

低栄養や肥満などの生活習慣病を防ぐことは，腎臓病の食事療法において大変重要になります．

摂取エネルギーが不足した状態になれば，体脂肪や筋肉が分解されてエネルギーが供給されます．筋肉が分解されると窒素代謝物が生じます．たんぱく質コントロールを行っていても血中尿素窒素（BUN）の値が高い患者さんでは，エネルギー摂取量が十分であるか確認しましょう．たんぱく質をコントロールすると，食事の全体量が減り，エネルギー不足になることが多いことを念頭においてもらいましょう．また，エネルギー不足の状態では，たんぱく質コントロールの効果がなくなってしまうことをしっかり理解してもらいましょう．

逆に肥満は，高血圧を悪化させたり，尿たんぱく量を増加させ，腎機能を低下させる原因になります．エネルギーのとりすぎにも注意し，適正な体重の維持が大切なことを説明しましょう．

1日に必要な摂取エネルギー量

「慢性腎臓病に対する食事療法基準2014年版」では，エネルギー必要量は25〜35 kcal/kg 標準体重/日，肥満症例では20〜25 kcal/kg 標準体重/日の適応可と示されています．個々人の年齢や性別，身体活動レベル，体格，合併症を考慮して，体重1 kgあたりのエネルギー必要量を推定しましょう（**表9-1**）．

表 9-1 体重1 kgあたりの推定エネルギー必要量

エネルギー必要量 （kcal/kg）	身体活動レベル			
	男性		女性	
	Ⅰ	Ⅱ	Ⅰ	Ⅱ
70以上（歳）	31	37	30	35
50〜69（歳）	32	38	31	36
30〜49（歳）	34	39	33	38
18〜29（歳）	36	42	33	39

（厚生労働省：日本人の食事摂取基準2015年版より）

標準体重は，「身長$(m)^2 \times 22$」で算出します．肥満やメタボリックシンドローム，糖尿病性腎症の患者さんは少なめ，るい痩や低栄養の改善をめざす場合には多めに設定します．

■肥満解消のエネルギー量の設定

肥満者の減量は，3カ月で現ウエスト周囲長の5%減，現体重の5〜10%減が望ましいとされています．

エネルギー減量の算出方法

体重×減量目標（%）× 7,200（体脂肪1 kgのエネルギー：kcal）÷ 日数

例）身長165 cm，現体重82 kg，3カ月（約90日）後に体重5%減目標

$82 \times 0.05 \times 7,200 \div 90 = 328$ kcal/日

現在のエネルギー量より1日 328 kcal 少なくします．

■るい痩（やせ）や低栄養解消のエネルギー設定

るい痩の患者さんでは，標準体重を目標に前述のエネルギー必要量まで少しずつ摂取量を増やします．

体重チェックで摂取エネルギー量の確認

定期的に体重を測定し，エネルギー摂取の過不足を確認しましょう．また，合わせて食事調査を行って食事の問題点を把握し，エネルギーの増量あるいは減量のための対策を考えるようにしましょう．

エネルギー量をコントロールする工夫

通常の食事の場合，単純に食事量を増やせばエネルギー量を増加できますが，腎臓病の食事療法では，たんぱく質，食塩，カリウム，リンの量をできるかぎり増やさず，エネルギー確保ができる食品の選択や料理方法などの配慮が必要となります（☞ p.42）．また，治療用特殊食品を使用すると簡単にエネルギーを高めることができます（☞ p.54）．

❾ エネルギーコントロールの方法

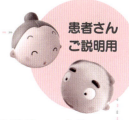
患者さん
ご説明用

エネルギーは，体温や活動の熱源，体内での栄養素の合成になくてはならないものです．エネルギー源となる主要な栄養素の炭水化物(1gで4kcal)，脂質(1gで9kcal)，たんぱく質(1gで4kcal)から得られます．摂取エネルギーの不足や過剰に注意することが腎臓病の食事療法では重要となります．

適正なエネルギー量を確保する重要性

摂取エネルギーが不足すると，体の脂肪や筋肉を分解してエネルギーが作り出されます．筋肉はたんぱく質のため分解されると窒素代謝物が産生され，腎機能が低下している状態では，排泄されずに体にたまってしまいます．つまり，たんぱく質を多く摂取したときと同じ状態になり，たんぱく質をコントロールした効果がなくなってしまいます．

逆に，エネルギーをとりすぎると体に脂肪が蓄積し，肥満になります．肥満は高血圧を悪化させたり，尿たんぱく量を増加させ，腎機能を低下させる原因になります．

1日に必要なエネルギー量

1日に必要なエネルギー量は，年齢，性別，身体活動レベル，個々人の体格や合併症を考慮して設定されます．指示されたエネルギーを守り，適正なエネルギー量を摂取しましょう．

体重チェックで摂取エネルギー量の確認

エネルギー摂取の過不足は，体重変化として現れます．体重を定期的に測定して記録し，適正なエネルギー量となっているか確認しましょう．体重が減少してきた場合や増えてきた場合，摂取エネルギー量の調整の仕方について管理栄養士に相談しましょう．

エネルギー量をコントロールする工夫

摂取エネルギー量を多くしようとして食事の量を多くすると，たんぱく質の摂取量も増えてしまいます．たんぱく質を少なくしたままエネルギー量を増やすには工夫が必要です．

●エネルギー量を増加させる場合

たんぱく質が少なくでんぷんが主成分のはるさめ，くずきりを利用する，脂質を多めに含む食品を選ぶ，料理に油脂類を使用する，たんぱく質が少ない間食を取り入れます．また甘味度の低い「粉あめ」や中鎖脂肪製品「マクトン」などの治療用特殊食品を活用して，エネルギーの増量をはかりましょう．

●エネルギー量を減らす場合

肥満(体重過多)の場合には，摂取エネルギー量を減らして体重を減らす必要があります．体脂肪1kgを減らすには，7,200kcalのエネルギーの消費が必要です．間食は控え，エネルギーが多くなりがちな油脂類の使用量は少なめにしましょう．また，肉類などの動物性食品は，脂質の少ない種類や部位を選ぶようにしましょう．調理では，砂糖やみりんを多く使用する調理法は避けるようにしましょう．油脂類と砂糖の使用は，それぞれ1日小さじ2杯までを心がけましょう．

エネルギーを増やす場合と減らす場合，逆のことに気をつければよいのね！

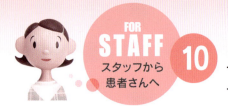

10 エネルギーコントロールのための食品選択と調理方法

患者さんへの説明のポイント

- 低たんぱく食におけるエネルギーの充足には、炭水化物と脂質を上手に利用することが大切です．
- 炭水化物と脂質から上手にエネルギーを摂取するためにはどんな食品を選ぶとよいのか、どんな調理方法をすればよいのか理解してもらいましょう．

たんぱく質をコントロールしてエネルギーを確保するためには、炭水化物と脂質からエネルギーをいかに確保するかが鍵となります．

砂糖，甘味類，でんぷん製品の利用

砂糖，甘味類，でんぷん製品は炭水化物に分類されます．エネルギー源になるだけでなく、食品に甘みをつける（砂糖，甘味料），脳に安定をもたらす，油脂の酸化を防止するなどの働きがあります．

■砂糖，甘味料

甘みがあるため料理に使用できる量は限られます．甘みは温度が低いほど、また液体より固体の食品のほうが感じにくくなります．冷たいゼリーやシャーベットなら砂糖や甘味料が増やせ、効率よくエネルギーを摂取できます．間食で上手にエネルギー補給してもらいましょう．ただし、黒砂糖とメイプルシロップはカリウムを多く含んでいるので、使用するときは注意が必要です．

糖尿病性腎症では血糖管理のため、単純糖質（単糖類や二糖類）だけを使用した菓子や飲料は避けましょう．

■でんぷん，でんぷん製品

でんぷんは植物の根や種実のでんぷんを取り出して乾燥させたもので、じゃがいもを原料としたかたくり粉，くずの根を原料としたくず粉，とうもろこしを原料としたコーンスターチなどがあります．また、はるさめやくずきりはでんぷんを原料として作られているでんぷん製品です．

でんぷんは砂糖に比べて急激に血糖値が上がりません．糖尿病性腎症の患者さんのエネルギー確保におすすめです．また、カリウムやリンが少ないのも特徴です．

かたくり粉やコーンスターチは料理にとろみをつけたり、小麦粉の代わりの衣として利用できます．はるさめやくずきりはサラダや和え物，鍋物に使用できます．

油脂類の利用

■油を使用した料理

油脂類は少量で効率よくエネルギー補給ができます．油脂類を料理に工夫して取り入れましょう．

表 10-1 吸油率の目安（重量に対する吸油率）

素揚げ	から揚げ	フライ	てんぷら
5%	7.5%	10%	15%

揚げ物：食材や衣の量によって吸油率が異なります．衣が多くなるほど、油の吸収率は上がります．また、乾燥パン粉より水分が多い生パン粉のほうが油の吸収率は高くなります．吸油量を正確に把握するのは困難なため、表 10-1 の吸油率を目安に使用しましょう．

油に接する表面積が大きいほど吸油率は高くなるため、同じ重量の食材でも切り方で吸油率が変わります．

「揚げ物は硬くて」と敬遠される患者さんには、揚げ煮などの調理法を紹介しましょう．

炒め物：炒め物は油の使用量を自由に増減することができます．必要エネルギーの調整に便利です．

■ドレッシングやマヨネーズをつける

ラー油や唐辛子などのからみやハーブなどの香りを加えると、油の割合を増やしても食べやすいドレッシングになります．

■脂質の多い食品を選ぶ

肉や魚は脂質の含有量によってエネルギーが大きく異なります．脂質の多い種類を選んでもらいましょう（☞ p.96）．

■中鎖脂肪製品（マクトン）の利用

調味料として利用するだけではなく、主食や副食、おやつに混ぜるなど幅広く活用できます（☞ p.54）．

治療用特殊食品の利用

たんぱく質，リン，カリウムが低減されたゼリー、菓子、ドリンクなど食事や間食に利用すると、簡単にエネルギー補給ができます．また、低たんぱく質のご飯・麺・もち・パン粉などを用いた間食なら、たんぱく質を気にせず炭水化物からのエネルギー補給ができます（☞ p.54）．

10 エネルギーコントロールのための食品選択と調理方法

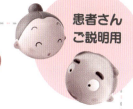
患者さんご説明用

砂糖やでんぷんなどの炭水化物や油脂（脂質）の多い食品を利用したり，調理方法を工夫すると，たんぱく質を増やさずにエネルギーを増やせます．上手に食事に取り入れてエネルギーを確保しましょう．

砂糖，甘味類，でんぷん製品の利用

- **砂糖，甘味料**：飲み物，ゼリー，ケーキ，アイスクリームなどに多く使用されます．温度が低いほど甘みを感じにくくなるため，冷たいデザート類では使用量を増やすことができます．ただし，黒砂糖や黒蜜（糖蜜）など，精製度の低いものはカリウムが多いので注意しましょう．糖尿病性腎症の場合は砂糖をとりすぎないようにしましょう．
- **でんぷん製品**：
  でんぷん類：かたくり粉，くず粉，コーンスターチなどがあります．
  でんぷん製品：はるさめ，くずきり，タピオカパールなどがあります．
  かたくり粉でとろみをつけたり，はるさめやくずきりを和え物やサラダに使用したりすると，エネルギーを高めることができます．急激に血糖値を上げず，糖尿病の方にもおすすめです．

油脂類の利用

- **大さじ1杯で100 kcal**：油脂類はたんぱく質をほとんど含みません．たんぱく質と炭水化物のエネルギーは1gで4kcal，油脂（脂質）は9kcalあります．
- **油を使った料理を取り入れる**：揚げ物，炒め物など，油を使う料理を取り入れましょう．

表1　調理方法別エネルギー量の目安（じゃがいもの場合）

調理法	生	蒸かす，ゆでる	炒める	素揚げ	衣揚げ
料理名	じゃがいも 95 g	ふかしいも	千切り炒め	フライドポテト	ポテトフライ
エネルギー	72 kcal	77 kcal	100 kcal	190 kcal	280 kcal
エネルギー増量法		バターやマヨネーズをつけるとエネルギーアップ	炒め油の量を増やすとさらにエネルギーアップ	細かく切るほど吸油量が多くなる	衣を多くつけるほど吸油量が多くなる

- **ドレッシングやマヨネーズをつける**：油を使用したドレッシングやマヨネーズ，バターなどをつけるとエネルギーが高まります．手作りドレッシングにすれば食塩量が調整できます．
- **脂質（脂肪）の多い食品を選ぶ**：肉や魚は脂質の多い部位や種類のほうがエネルギーが高く，たんぱく質は少なくなります．
  　　肉のエネルギー：ヒレ＜肩ロース，ささみ＜もも（皮つき）
  　　魚のエネルギー：たら＜ぶり，まぐろ赤身＜まぐろトロ
- **中鎖脂肪製品（マクトン）の利用**：マクトンは消化と吸収がよく，血液中の脂質を増やしにくい特徴をもち，エネルギー確保に役立つ油です．油っぽさが少ないので多めに使用でき，エネルギー補給が効果的にできます．粉末状のマクトンもあります．

治療用特殊食品の利用

低たんぱく質の主食（ご飯，パン，麺）や低たんぱく質で高エネルギーの菓子類（ゼリー，ビスケット，せんべい）やジュースなどいろいろな食品が販売されています．

11 カリウムコントロールの意義

患者さんへの説明のポイント

- 糸球体濾過量(GFR)が低下すると尿カリウム排泄が減少しやすく，高カリウム血症になりやすくなります．とくに尿量が減少した場合に著しくなります．
- この場合にカリウム含量の多い食物を摂取すると，容易に血清カリウム値が上昇してきます．
- ACE阻害薬やARBを服用した場合にも，血清カリウム値は上昇しやすくなります．
- 腎不全でアシドーシスをきたした場合にも，血清カリウム値は上昇します．
- 高カリウム血症でとくに問題となるのは不整脈で，ときに致死的になることもあります．
- 高カリウム血症にはさまざまな治療法がありますが，とくに危険な不整脈に緊急治療が必要です．

カリウムの体内分布と排泄

カリウムは体重60kgの成人で約3,000 mEqが体内に存在しますが，そのうちの約98%が細胞内に存在し，残りの約2%が細胞外に，約0.4%が血漿に存在しているにすぎません．

健常者では，通常のカリウム量を摂取した場合，尿と，いくらかは便に排泄されて一定のバランスが保たれ，血清カリウム値もほぼ一定に保たれています．

慢性腎臓病(CKD)におけるカリウムバランスの異常

カリウムの通常の経口摂取量は20〜40 mg/kg体重/日で，カリウムはとくに緑黄色野菜，根菜類，肉類に多く含まれています．摂取したカリウムの約90%が尿中へ排泄されますが，CKDが進行してGFRが低下すると，カリウムの尿中への排泄が減少して血清カリウム値も上昇します．とくに尿量の減少した場合や，カリウム量の多い食事をとった場合にそれが著明になります．

また，腎不全でアシドーシスがある場合にも高カリウム血症がみられやすくなります(表11-1)．高血圧の治療に用いられるアンジオテンシン変換酵素(ACE)阻害薬やアンジオテンシンⅡ受容体拮抗薬(ARB)(☞p.12)を服用した場合にも，尿中へのカリウム排泄が減少し，とくにGFR低下時に高カリウム血症を生じます．

高カリウム血症の症状と対策

血清カリウム値の推奨値は4.0〜5.4 mEq/lで5.5 mEq/l以上を高カリウム血症といいますが，とくに7.0 mEq/l以上の値になると不整脈(図11-1)や心停止など(☞p.45 表1)が出てきます．これを阻止するためにカリウムの摂取をコントロールする必要があります(薬物治療については☞p.12を参照)．

表11-1 高カリウム血症の原因

Ⅰ．偽性高カリウム血症	
	1. 採血・検体処理の不備による溶血
	2. 血小板増加症
	3. 顆粒球増加症
Ⅱ．カリウム排泄の減少	
	1. 腎不全(急性，慢性)
	2. ミネラルコルチコイド作用欠乏
	(1) アジソン病
	(2) 低レニン性低アルドステロン症
	(3) 薬剤
	①ACE阻害薬，ARB
	②スピロノラクトン，トリアムテレン
	3. 尿細管間質疾患
Ⅲ．カリウム負荷の増大	
	1. 消化管出血
	2. 食事によるカリウム大量摂取
	3. カリウム含有液の静脈内投与，輸血
Ⅳ．カリウムの細胞内から細胞外への移動	
	1. アシドーシス
	2. 異化亢進
	3. 運動
	4. 横紋筋融解症，組織・細胞の破壊
	5. 家族性高カリウム性周期性四肢麻痺

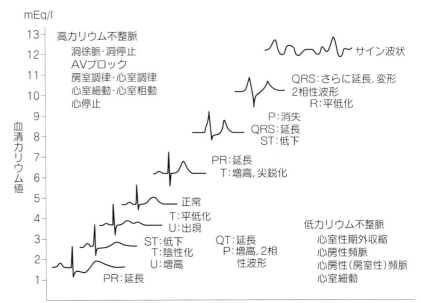

図11-1 血清カリウム値と心電図の変化

11 カリウムコントロールの意義

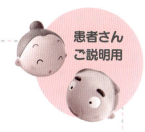

カリウムの役割

カリウムは主に細胞の中に存在する陽イオンで，神経や筋肉（心筋を含む）の細胞の興奮，伝達，収縮，酵素活性の賦活，インスリン，成長ホルモンやアルドステロンなどの内分泌刺激を促進します．このようにカリウムは生体の各種の細胞機能維持に不可欠なものです．また，酸塩基平衡の調節や血圧の調整にも深い関係をもっています．

しかし，このカリウムは血清濃度が上昇しても（高カリウム血症），低下しても（低カリウム血症），さまざまな症状が出現してきます．

カリウムの摂取と排泄

腎臓の働きが正常であると経口摂取されたカリウムの多くは尿に，いくらかは便に排泄され，血清カリウム値は基準値内にほぼ一定にバランスが保たれており，とくに問題となりません．

カリウムは食品の中ではとくに緑黄色野菜，いも類，肉類などに多く含まれています．慢性腎臓病（CKD）が進行すると，とくにカリウムを多く含むこれらの食品を摂取すると，十分に尿中へ排泄されなくなり，高カリウム血症を発症することがあります．

最近よく用いられる降圧薬のアンジオテンシン変換酵素（ACE）阻害薬（レニベース®など）や，アンジオテンシンⅡ受容体拮抗薬（ARB）を服用すると，尿からのカリウム排泄が減少するので，CKDが進行した場合にこれらの薬を服用すると，高カリウム血症が出現しやすくなります．

高カリウム血症で現れる症状

健常者の血清カリウム値の推奨値は4.0〜5.4 mEq/lで5.5 mEq/l以上を高カリウム血症といいますが，7.0 mEq/l以上になるとさまざまな症状が出現し，ときに生命をおびやかすことにもなります．

もっとも問題となるのは不整脈ですが，そのほかに筋肉が麻痺して立つことができなくなったり，心停止をきたすこともあります（表1）．

高カリウム血症の治療と予防

高カリウム血症が生じた場合，速やかにこれを治療する必要があります．そのための治療として注射や薬，透析療法などが用いられます．

しかし，高カリウム血症を発症しないように，常日ごろから食事によるカリウムコントロールが大切になります．

表1 高カリウム血症の主な症状

	症　状
筋肉障害	心　筋：不整脈，心電図の異常，心停止 骨格筋：筋脱力感，弛緩性麻痺 呼吸筋：呼吸困難，呼吸筋麻痺
神経障害	四肢感覚障害，しびれ感（舌，口唇）
消化器障害	腹痛，下痢，腸性痙攣
腎障害	乏尿
代謝異常	代謝性アシドーシス アンモニア産生の低下

スタッフから患者さんへ 12 カリウムコントロールの方法

患者さんへの説明のポイント

- たんぱく質をコントロールすることでカリウムの摂取量も必然的に減ります．まずはたんぱく質の指示量を守るように指導しましょう．
- 高カリウム血症を防ぐには，食事から摂取するカリウムのコントロールが必要です．カリウムが多い食品を一度に多く食べないように，カリウムの多い食品について理解してもらいましょう．
- 厳しいカリウムコントロールの食事が必要な時期は，食品に含まれるカリウムを減らして調理を行う必要があります．カリウムを減らす調理法を習得してもらいましょう．
- エネルギー不足が原因の高カリウム血症についても説明しましょう．

たんぱく質とカリウム摂取量

たんぱく質摂取量とカリウム摂取量は，特殊な配慮を行わなければ正の相関関係を示します．つまり，たんぱく質摂取量を減らすことでカリウム摂取量も必然的に少なくなります．カリウムコントロールを行うためには，たんぱく質の過剰摂取を避け，主治医から指示されたたんぱく質の量をしっかり守ることが大切です．

指示どおりのたんぱく質摂取量が遵守できているのに，血清カリウム値が高い場合には，とくにカリウムの摂取量のコントロールについて指導していく必要があります．

血清カリウム値（推奨値）：4.0～5.4 mEq/l

カリウムを多く含む食品

カリウムは，たんぱく質を多く含む動物性食品の肉，魚，卵，乳製品に比較的多く含まれています．摂取カリウムのコントロールは，動物性食品からのたんぱく質コントロールを遵守することが第一条件になります．

また，いも，緑黄色野菜には多くのカリウムが含まれています．これらの食品は1回の摂取量が多くなりすぎないようにします．海藻類，種実類も，多くのカリウムを含みます．通常は使用量の少ない食品ですが，海藻サラダやごま和えなどでは摂取量が多くならないように注意をしましょう．

果物：缶詰はシロップにカリウムが溶け出ているため，生の果物よりカリウム量は少なめです．ドライフルーツは，カリウムが極端に多く含まれます．

豆・豆製品：「粒」の形状のままの食品は，多くのカリウムを含みます（☞ p.98）．

飲料の種類によってもカリウムが大きく異なります．

お茶：玉露茶は煎茶やほうじ茶と比べて10倍以上多くのカリウムを多く含んでいます．また，玉露茶はリンも多く含んでいるので控えるようにしましょう．

果汁飲料：ジュースは手軽にエネルギー補給できる飲料ですが，果物由来のカリウムが含まれています．通常，果汁の割合が低いほどカリウム量は少なく，無果汁のジュースにはほとんど含まれていません．

カリウムの多い食品は禁忌というわけではありません．1回の摂取量を少なめに調整したり，調理でカリウムを減らすことで対応できます．

カリウムを減らす調理法

カリウムは水に溶ける性質があり，水にさらす，ゆでるといった調理によりカリウムを減らすことができます（☞ p.48）．カリウムを多く含む食品でも，工夫次第ではがまんせず食べることができます．食事療法を長く続けるためには，できるだけ好きな食べ物を食べられるようなアドバイスが必要です．

エネルギー不足に注意

エネルギー不足時には，筋肉のたんぱくを分解してエネルギーを作り出そうとする反応が起こります．筋肉が分解されると，筋たんぱく細胞内からカリウムが血液に流出し，血清カリウム値が高くなります．

たんぱく質やカリウムをコントロールしようとして，食事量が減り，エネルギー不足となっていないか，食事摂取量調査を定期的に行いましょう．必要に応じて効率よくエネルギー確保ができる料理や治療用特殊食品についてアドバイスしましょう（☞ p.40, 42, 54, 102～105）．

なお，エネルギー不足の場合は，体重が減少してきます．適正なエネルギー確保が維持されているか否かの評価は，体重の推移で確認します．1週間に一度は体重測定を行い，記録をつけてもらうようにしましょう．

12 カリウムコントロールの方法

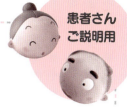
患者さん
ご説明用

腎機能の低下がすすんでくると腎臓からのカリウムの排泄が不十分となり，体内にたまりやすくなります．血清カリウム値が高くなると，不整脈や心停止など生命の危機を引き起こすこともあります．血清カリウム値を定期的に測定し，摂取するカリウム量に注意しましょう．

たんぱく質とカリウム摂取量

たんぱく質を含む食品にはカリウムが含まれ，含むたんぱく質の量が多ければ，カリウムも多くなる傾向があります（図1）．

したがって，たんぱく質の摂取量を控えるとカリウムの摂取量は自動的に少なくなります．

カリウムをコントロールするには，まず，主治医から指示された摂取たんぱく質量を守ることが大切です．

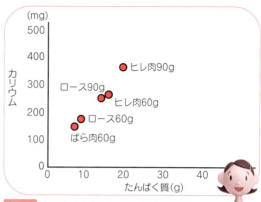

図1 肉のたんぱく質量とカリウム量
たんぱく質の摂取量を減らすとカリウムの摂取量も少なくなります．

カリウムを多く含む食品

カリウムはたんぱく質を多く含む肉，魚，卵，乳製品などの動物性食品に比較的多く含まれていますが，いも類，緑黄色野菜，海藻類，果物・種実類，豆・豆製品にも多く含まれています（表1）．

表1 カリウムを多く含む食品例

いも類	緑黄色野菜	海藻類	果物・種実類		豆・豆製品	嗜好品
・じゃがいも	・にんじん	・こんぶ	・かき	・キウイフルーツ	・あずき	・チョコレート
・さつまいも	・ブロッコリー	・わかめ	・りんご	・レーズンなどの	・そらまめ	・かりんとう
・さといも	・かぼちゃ	・あおのり	・みかん	ドライフルーツ	・えんどう	（いも・黒）
・ポテトチップス	・かぶ		・バナナ	・フライビーンズ	・豆腐	・コーヒー
			・すいか			・玉露
						・ビール(黒)
						・ぶどう酒(赤)

これらの食品は一度にたくさん食べないようにしましょう．

カリウムを減らす調理法

食品中のカリウムは水に溶けやすいため，野菜，いも，きのこなどは「ゆでる」「水にさらす」という調理でカリウムの含有量を減らすことができます（表2）．

表2 カリウムを減らす調理法

ゆでる	水にさらす	水をきる，しぼる
・切り口を大きく	・細かく刻む	・水をしっかりときり，カリウムを除く
・たっぷりのお湯でゆでる	・水は何回も替える	
・ゆで汁は使わずに捨てる	・生野菜は水にさらす	

注：電子レンジや蒸し料理ではカリウムは減りません．

エネルギー不足に注意

エネルギー摂取が不足すると，筋肉細胞内からカリウムが血液に流出し，血清カリウム値が高くなってしまいます．エネルギー不足を避けるために，毎食，油脂類を使用した料理を1品以上取り入れたり，たんぱく質が少なくエネルギーを効率的に確保できる治療用特殊食品を活用しましょう．

Ⓒ医歯薬出版

13 カリウムを減らす調理法

患者さんへの説明のポイント

▶ 厳しいカリウムコントロールの食事が必要な時期は，食品に含まれるカリウムを減らして調理を行う必要性があります．カリウムを減らす調理法を取得してもらいましょう．

▶ カリウムを減らすには，断面を大きく切り，たっぷりの水で長時間さらしたり，ゆでたりすることがポイントです．調理方法によってカリウムの除去率に違いが出てくることを理解してもらいましょう．

カリウムは調理で減らせる

食品に含まれるカリウムは，水溶性の電解質のため，水にさらしたり，ゆでたりすることで減らすことができます．どの程度カリウムが減少するかを説明すると，安心して食品摂取ができます．とくに，カリウム含有量が多いいも類や緑黄色野菜は，食物繊維やビタミンなどの栄養源となったり，食事の彩りを美しくしたり，毎日の食事に欠かせません．

また，高齢者は，いもや野菜好きな方が多くみられます．食事療法を長く続けてもらうためには，摂取を禁止するのではなく，カリウムを減らして上手に食べる方法を習得してもらうことが大切です．

摂取カリウム量を 1,500 mg/日以下にするには，たんぱく質コントロールをしてカリウムを下げたり，極端にカリウムが多い食品を避けるだけではコントロールがむずかしくなります．カリウムを減らす調理法を十分に説明しましょう．

水にさらす・洗う

レタスやキャベツなど生の食感を楽しみたい野菜は切って水にさらします．たっぷりの水でさらすと葉茎菜類で 9％，根菜類で 41％程度カリウムを減らすことができます．また，さらす時間が長く，水を替える回数が多いほどカリウムの除去率は高くなります．

米はといで炊くと，カリウムが減ります．無洗米は，とがないためカリウムは減りません．

ゆでる

たっぷりのお湯でゆでて，ゆで汁を捨ててから調理をします．

麺類：うどんやそば，スパゲティなどの麺類はたっぷりのお湯でゆでることでカリウムが大幅に減ります．スパゲティのソースにこのゆで汁を用いる場合がありますが，ゆで汁にはカリウムが溶け出しているので使用しないようにします．同様に，そばのゆで汁のそば湯にもカリウムが多く含まれているので飲まないようにします．

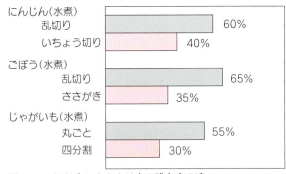

図 13-1　切り方によるカリウム残存率の違い

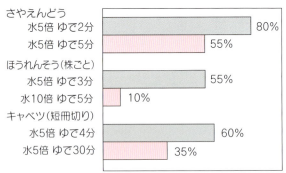

図 13-2　水の量，ゆで時間によるカリウム残存率の違い

野菜，きのこ類，いも類：にんじん，ブロッコリー，ほうれんそうなどの野菜や，きのこ類，いも類はゆでてカリウムを減らします．ゆでるときには，細かく切り，断面積を大きくとると，カリウム除去率が高くなります（**図 13-1**）．また，ゆでるお湯が多いほど，ゆで時間が長いほど，カリウムの除去率は高くなります（**図 13-2**）．

動物性食品：肉類は分割または薄切りにし，20～100 倍量の水でゆでるとカリウムは 50％減ります．しゃぶしゃぶなど調理法もアドバイスしましょう．

水をきる，しぼる

水のきり方やしぼり方で，カリウムの残存量が大きく変わります．水にさらしたり，ゆでた後は，しっかりと水をきりましょう．

13 カリウムを減らす調理法

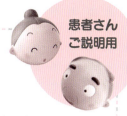
患者さんご説明用

食品中に含まれるカリウム量は，水にさらしたり，ゆでたりすることで減少します．カリウムがどの程度減少するかは，食品の種類や切り方，ゆで水の量，ゆで時間によって異なります．

水にさらす

野菜やいも類は水にさらしてカリウムを減らしましょう．細かく刻むほど，何回も水を替えるほど，減少率は高くなります．

ゆでる，炊く

麺類や野菜はゆでたり，炊くことでカリウムを減らせます．たっぷりのお湯を使ってゆでましょう．切り口が大きいほどカリウムが減ります．

水をきる，しぼる

水にさらしたり，ゆでたりした後は，しっかりと水をきりましょう．

表1 調理によるカリウム減少率

● 水にさらす

食品	調理方法	カリウム減少率
葉茎菜類（キャベツなど）	短冊切りにして12倍量の水にさらす	9%（91%残 9%減）
根菜類（玉ねぎなど）	薄切りにして12倍量の水にさらす	41%（59%残 41%減）

● ゆでる・炊く

食品	調理方法	カリウム減少率
穀類		
乾麺類	10倍量の水でゆでる	82%（18%残 82%減）
生麺類	10倍量の水でゆでる	67%（33%残 67%減）
ご飯	洗米後に炊飯する	30%（70%残 30%減）
いも類	一口大に切り同量以上の水でゆでる	15%（85%残 15%減）
野菜類		
花菜類（なのはな，ブロッコリーなど）	2.5倍〜5倍の水でゆでる	36%（64%残 36%減）
葉茎菜類（ほうれんそうなど）	5倍量の水でゆでる	46%（54%残 46%減）
根菜類（ごぼう，にんじんなど）	同量〜2倍の水でゆでる	20%（80%残 20%減）
果菜類（かぼちゃ，オクラなど）	半量〜5倍の水でゆでる	14%（86%残 14%減）
未熟豆類（さやいんげんなど）	5倍量の水でゆでる	30%（70%残 30%減）
山菜類（ぜんまい，わらびなど）	5倍量の水でゆでる	72%（28%残 72%減）
乾燥野菜（かんぴょうなど）	25〜50倍の量水でゆでる	85%（15%残 85%減）
きのこ類		
生鮮きのこ類	2〜3倍量の水でゆでる	30%（70%残 30%減）
乾燥きのこ類	10〜80倍量の水で戻し同量の水でゆでる	54%（46%残 54%減）

14 リンコントロールの意義

患者さんへの説明のポイント

- 慢性腎臓病（CKD）患者さんでは，リンの蓄積は二次性副甲状腺機能亢進症や血管石灰化の原因となります．また，血清リンが高いと生命予後が不良となることもわかってきています．
- リンとたんぱく質の摂取量は相関するため，過度のリンコントロールはたんぱく質の摂取不足を引き起こし，栄養障害につながる可能性があるので，注意が必要です．

リンの代謝

リンは生体内で6番目に多い元素であり，成人では約700gが体内に存在しています．リンは，エネルギー代謝，細胞内情報伝達，細胞膜の構成など生体の機能維持にとって不可欠です．リンは多くの食品に含まれており，1日約1,000 mgが食事から摂取され，その約70％が小腸で吸収され，健常者ではそのほぼすべてが腎臓から排泄されます．

しかし，腎機能が低下すると，腎臓からの排泄障害により，リンが体内に蓄積してきます．リン負荷がかかると，リン調節因子である線維芽細胞成長因子23（FGF23）が上昇し，その結果，活性型ビタミンDの産生が障害されます（**図14-1**）．この活性型ビタミンDの低下や血清リンの上昇によって，血清カルシウムが低下し，副甲状腺ホルモン（PTH）の分泌が促進され，二次性副甲状腺機能亢進症が引き起こされます．

このような異常は慢性腎臓病（CKD）の早期からみられ，糸球体濾過量（GFR）が80 ml/分/1.73 m² 以下になると出現するという報告もあります．このため，二次性副甲状腺機能亢進症の発症や進行を抑制させるため，CKDではリンのコントロールが早期から重要です．

リンと生命予後

一方，CKD患者さんでは，血清リン値が高いと生命予後が不良なことがわかってきています．CKDステージG5Dの患者さんの生命予後に対する影響の強さは血清リン，血清カルシウム，副甲状腺ホルモン（PTH）の順という報告もあります．

2012年に日本透析医学会から出された「慢性腎臓病に伴う骨・ミネラル代謝異常の診療ガイドライン」でも，まず血清リン値のコントロールを優先することとしています．血清リン値が高いと，血管の石灰化が促進されることが，実験による結果からも明らかにされています．この血管石灰化は，心血管系合併症と密接に関連しており，ひいては生命予後とも関連すると考えられています．

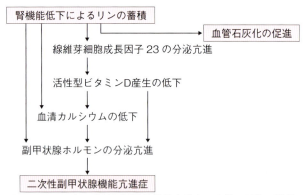

図14-1 リンと二次性副甲状腺機能亢進症，血管石灰化の関係

このように，CKDにともなう骨・ミネラル代謝異常（CKD-MBD）は，全身性疾患であるという概念が提唱されています．したがって，CKD患者さんの心血管系合併症や生命予後といった面からも，リンのコントロールは重要です．

2009年に，国際的組織であるKDIGO（Kidney Disease : Improving Global Outcomes）から出された「CKD-MBDの診断，検査法，予防および治療に関するガイドライン」によると，CKDステージG3a〜G5の患者さんでは，血清リン値を基準範囲に維持することが望ましいとしています．

リンコントロールと栄養障害

このようにCKD患者さんではリンコントロールが必要ですが，リンの摂取量はたんぱく質の摂取量と相関するため，リンとたんぱく質のコントロールとを分けて考えることはできません．つまり，過度のリンコントロールは，たんぱく質の摂取不足を引き起こし，栄養障害につながる可能性があります．CKDステージG5Dの患者さんにおいて，たんぱく質摂取量の指標である基準化されたたんぱく質異化率（nPCR）と血清リン値の両方が増加した群に比較し，両方が低下した群の生命予後が不良であったことが報告されています．このようにCKD患者さんのリンコントロールは，栄養状態ともあわせて考えていく必要があります．

14 リンコントロールの意義

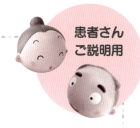

腎臓の働きが少し低下しただけで，リンのバランスが乱れる

　リンは，生体内で6番目に多い元素であり，その多くが骨に存在しています．リンは，エネルギー代謝など生体の機能維持にとって不可欠です．リンは多くの食品に含まれており，小腸から吸収されたリンは，そのほとんどが腎臓から排泄されます．このため，腎臓の働きが低下してくると，腎臓から排泄されなくなり，リンが体内に蓄積してきます．リンが体内に蓄積すると，尿中にリンの排泄を促進させるホルモンが上昇しますが，このホルモンがビタミンDの産生を抑制し，血中のカルシウム低下をきたします．このように，血中のリンやカルシウムのバランスを保つ機構が崩れることによって，副甲状腺ホルモンの分泌が増加します．このような状態は，二次性副甲状腺機能亢進症とよばれており，骨がもろくなり，骨・関節痛や骨折の原因となります（図1）．リンやカルシウムのバランスの乱れは，腎機能がほんの少し低下したころから，すでに出現しています．

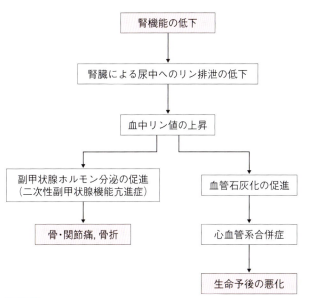

図1 なぜリンのコントロールが必要か

腎臓の働きが低下してくると，腎臓からリンが排泄されなくなり，血中のリン値が上昇します．このことが原因となり，二次性副甲状腺機能亢進症が起こってきます．二次性副甲状腺機能亢進症では，骨がもろくなり，骨・関節痛や骨折の原因となります．また，血中リン値が高いと，血管の石灰化が促進されます．この血管石灰化は，心血管系合併症と密接に関連しており，ひいては生命予後とも関連してきます．

高血清リン値は血管の石灰化を引き起こす

　血中のリン値が高いと，血管の石灰化が促進されることが明らかになっています．この血管石灰化は，心血管系合併症と密接に関連しており，ひいては生命予後とも関連すると考えられています（図1）．

　実際，CKD患者さんでは，血清リン値が高いと生命予後が不良である，と報告されています．したがって，CKDにともなう骨やリン・カルシウムといったミネラルの代謝異常は，全身性の疾患として考えられるようになってきており，CKDにともなう骨・ミネラル代謝異常（CKD-MBD）とよばれています．このように，リンはCKDの患者さんの心血管系合併症や生命予後にも関連しているため，リンのコントロールはたいへん重要です．

血清リン値は，できれば正常が望ましい

　それでは，CKD患者さんにおいて，血清リン値の管理目標はどの程度にしたらよいのでしょうか．2009年に出されたKDIGOという国際的組織から出されたガイドラインによると，CKDステージG3a～G5の患者さんでは，血清リン値を基準範囲に維持することが望ましいとしています．

15 リンコントロールの方法

患者さんへの説明のポイント

- 腎機能低下初期から，異所性石灰化，血管石灰化，骨がもろくなるなどの症状をきたす骨・ミネラル代謝異常への配慮が必要です．
- 過剰なリン摂取は，骨・ミネラル代謝異常を助長させる大きな要因となるため，摂取リンのコントロールが重要です．
- リンのコントロールを行うためには，たんぱく質摂取量の遵守や，食品に含まれるリン量の理解が必要です．付表の「食品中のリン量」（☞ p.99）を用いて，どんな食品に多いのか，どれくらい食べるとリンのとりすぎなのかを把握してもらいましょう．

たんぱく質とリン摂取量

リンはたんぱく質を多く含む食品に多く，通常，食品中のたんぱく質1gあたり約10～20mg含まれています．したがって，特別に配慮しなければ，摂取たんぱく質と摂取リンは正の相関関係を示します．

リンのコントロールを行うには，まずたんぱく質の過剰摂取を避け，主治医に指示されたたんぱく質の量を厳密に守ることが大切です．

指示通りのたんぱく質摂取量が遵守できていても，尿中に排泄されるリンの量が多いときや，血中リン濃度が高い場合には，リンの過剰摂取が推測されます．リンを極端に多く含む食品摂取に偏っていないかなど，食事内容をチェックし，指導していく必要があります．

尿中リン排泄量：500mg/日以上．摂取リンの過剰を推測する．

血清リン値（基準値）：2.5～4.5mg/dl
　（ステージG5D　3.5～6.0mg/dl）

リンは油脂類と砂糖を除くすべての食品に含まれています．なかでも，肉，魚，乳製品，卵，豆製品に多く含まれます．

食品中のリン量（☞ p.99）を活用しながら，食品にどのくらいの量のリンが含まれているのか説明しましょう．

ただし，同じ食品群でもリンの含有量は異なります．たとえば，同じ重量の肉類で比べると，脂質（脂身）の多い部位のほうがリン量が少なくなっています．

食べる量を減らすだけでなく，リンの少ない部位や食品に置き換えることができるようにアドバイスしましょう．

また，食品中のリンはカリウムと異なり，水にさらしたり，ゆでこぼしたりしても，含有量があまり減らないことを説明しましょう．

リンを多く含む食品

魚類：リンは骨の構成成分であり，骨ごと食べるししゃも，しらす干しは，切り身魚よりも多くのリンを含みます．

肉類：レバーなどの内臓類に多くなっています．

卵類：卵黄にほぼ100％のリンを含みます．カルボナーラなど卵黄を多く使用する料理は控えましょう．また，魚の卵のたらこやイクラにもリンが多く含まれます．

上記は1回の摂取でもかなりのリン量になります．リン含有量が極端に多い食品摂取は避けましょう．

乳製品：リンが多く含まれます．なかでも，水分含有量の少ないチーズは多く含まれます．

穀類：玄米などの精製度の低い食品は，リンを含めミネラルが多くなっています．麺類では，うどんやそうめんより，そばにリンが多く含まれています．

これらは食べる量を減らしたり，リンの少ない食品と組み合わせるようにしましょう．

加工食品に含まれるリン

ハムなどの肉加工食品やかまぼこなどの練り製品，インスタント食品には食味を向上させる目的で，リン酸塩を使用している製品があります．

また，清涼飲料水には酸味料としてリン酸を10～30mg/100ml程度使用したものがあります．

通常，「リン酸○○」や「かんすい」のほか，「pH調整剤」「乳化剤」「強化剤」と表記されている場合に，リン酸塩を使用している場合があることを説明しましょう．

また，食品添加物の無機リンは有機リンより体内の吸収率が高いため，加工食品ばかりに偏らない，食事の組み合わせのコツなども具体的に説明しましょう．

15 リンコントロールの方法

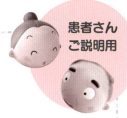

腎機能が低下すると，尿へリンの排泄ができなくなり，血中にリンがたまり，骨がもろくなったり血管石灰化の原因となります．そのため，リンの摂取量を控える必要があります．指示されたたんぱく質量を守り，リンが多い食品を控えるようにしましょう．

たんぱく質とリン摂取量

　たんぱく質を含む食品にはリンが含まれ，含むたんぱく質の量が多ければ，リンも多くなる傾向があります．

　したがって，たんぱく質の摂取量を控えるとリンの摂取量は少なくなります．

　リンのコントロールを行うためには，まず，主治医に指示された摂取たんぱく質量を守ることが大切です．

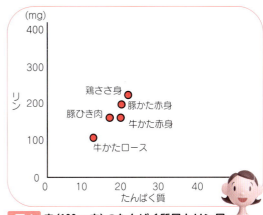

図1　肉（100 g 中）のたんぱく質量とリン量
たんぱく質の量が少ないほどリンも少なくなります．

リンを多く含む食品

　リンはほとんどの食品に含まれていますが，植物性食品の野菜類よりも，たんぱく質を多く含む動物性食品の肉，魚，卵，乳製品に多く含まれます．とくに骨ごと食べる魚やレバー，たらこなどには極端にリンが多く含まれます（表1）．

表1　リンを多く含む食品とリン含有量

骨ごと食べる魚	リン量(mg)	レバー	リン量(mg)	牛乳，乳製品	リン量(mg)
いわし丸干し1尾（40 g）	228	豚レバー薄切り5枚（100 g）	340	ピザ1人前（直径12 cm）	500～700
わかさぎ（あめ煮）（30 g）	222	焼き鳥 レバー1本（35 g）	105	普通牛乳1本（200 ml）	186
ししゃも3尾（45 g）	194	たらこ		スライスチーズ1枚（17 g）	124
いわし油漬け缶詰1/3缶（35 g）（液汁含む）	130	たらこスパゲッティ1食分	269	ヨーグルト1カップ（100 g）	100
しらす干し（半乾燥）（12 g）	103	焼きたらこ1本（50 g）	235	鶏卵	
		からし明太子1本（60 g）	174	卵黄1個（15.5 g）	88

（日本食品標準成分表2015年版〈七訂〉より）

加工食品の食品添加物

　保存性や食味の向上を目的として，リンを含む食品添加物のリン酸塩を使用している場合があります．肉加工食品，水産加工食品，インスタント食品，レトルト食品に使われていることが多く，生鮮食品よりもリンが多くなります．加工食品中心の食事に偏らないように気を配りましょう（表2）．

表2　加工食品でリンの多い食品

肉加工食品	水産加工食品	インスタント食品・レトルト食品
ハム，ソーセージ，ウインナー，ベーコン	魚肉ソーセージ，かまぼこ，ちくわ，さつま揚げ	インスタントラーメン，インスタント焼きそば

肉加工品や水産加工品は，肉や魚などの食材由来のリンも多く含まれます．加工食品には食塩も多く含まれているので控えましょう．

16 治療用特殊食品の活用

患者さんへの説明のポイント

- 治療用特殊食品のメリットを説明しましょう．
- 治療用特殊食品の使用にあたっては，患者さんの嗜好や経済的背景に十分に配慮しましょう．
- 活用の仕方や調理での工夫，注文先なども，ていねいに説明しましょう（☞ p. 102〜105）．
- 治療用特殊食品を安心して利用してもらうために，原料や製法などを説明しましょう．

治療用特殊食品とは

治療用特殊食品は疾病の予防や治療など，特定の目的のために作られた加工食品の通称名です．原料や製法で栄養素を調整しています．「特別用途食品」や「特定保健用食品」の許可を受けた製品も多くなりました．

いろいろな種類の治療用特殊食品

■**主食（たんぱく質コントロール）**

かたくり粉やコーンスターチなどの，たんぱく質をほとんど含まないでんぷん粉末を用いて各種食品の形態に加工したでんぷん製品と，原料のうるち米を「たんぱく質を分解する酵素液」または「乳酸菌の入っている液」に浸して，お米に含まれるたんぱく質を除去したたんぱく質調整食品があります．

米飯類：でんぷん製品，たんぱく質調整食品のいずれも冷めると硬くなるので温かいうちに食べましょう．また，チャーハンを作るときは，長い時間炒めると糊化してしまうので，手早く作りましょう．

もち類：水に漬けて戻すタイプのもちは，焼きもちや揚げもちに調理できません．

パン類：冷凍しておき食べるときに解凍してもおいしく食べられます．製品により異なりますが，米飯類よりたんぱく質は多めです．パン類は，低たんぱく質パンであっても1日1回以内の利用が良いでしょう．

麺類：ゆでると流出する栄養素があります．栄養価はゆであがった後の数値を参考にしましょう．でんぷんの含有量が多めです．ゆでる場合は，たっぷりのお湯でゆで，水洗いを十分にすることでおいしくなります．

■**間食（エネルギーコントロール）**

甘味度の低い糖類や粉あめ，マクトンを使用してエネルギーを通常食品よりも多くした間食が各種市販されています．また，通常食品よりもたんぱく質，カリウム，リンは少なく調整されています．そのまま食べるタイプは手間がかからず，簡単にエネルギー補給ができます．ゼリー系は間食以外に甘酢に和える，せんべい類は細かく砕いてサラダに入れるなどの用い方もあります．

■**調味料（エネルギー，食塩コントロール）**

●エネルギーコントロール

マクトン：油っぽさが少ない油脂です．液体タイプはドレッシングに多めに用いたり，炒め物では使用量を増やしたりして用います．揚げ物には不向きです．粉末タイプはピラフに混ぜたり，マヨネーズに混ぜたりして使います．

粉あめ：でんぷんを加水分解した甘味料です．煮物にたくさん用いると糖糸を引きます．野菜の酢の物では野菜から水を出しがちです．料理では，1品に5g程度の使用量がよいでしょう．効果的に使用量を増やすなら，間食の甘みとして用いるとよいでしょう．紅茶なら40g程度は使用できます．

●食塩コントロール

減塩調味料：各種の調味料があります．ナトリウムをカリウムに置換したり，だしで割ったりしています．

治療用特殊食品の活用のメリット

■**食事療法の導入がスムーズ**

食事療法を開始当初，たんぱく質をコントロールしながら，適切なエネルギー量が充足できずに悩む患者さんにおすすめです．食事療法の負担感が少なくなります．

■**料理がボリュームアップ**

1日のたんぱく質を30gにコントロールしているとき，通常の主食を使用すると1日の1/3にあたる10g強のたんぱく質が主食で占められます．低たんぱく質の主食を用いると，減った分のたんぱく質を副食にまわすことができてボリュームが出ます．

■**料理の味がアップ**

減塩に慣れた患者さんでも，イベントなどで外食をした日は食塩コントロールがむずかしくなります．必要に応じて治療用特殊食品を紹介しましょう．

■**食事全体の栄養バランスアップ**

エネルギー不足を防ぎながら，アミノ酸スコアが高い良質なたんぱく質を手軽に多く摂取できます．

16 治療用特殊食品の活用

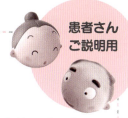
患者さん
ご説明用

食事療法を手助けするさまざまな治療用特殊食品があります．目的に合わせて適宜使用すると，食べごたえのある充実した食事内容になります．

いろいろな種類の治療用特殊食品

- **主食（たんぱく質コントロール）**：主食のたんぱく質量を減らすことを目的とした食品です．米やご飯の米飯類，そのまま食べるパンやパン焼き機で焼くパン類，うどんやそば，スパゲティの麺類など多くの製品があります．パンケーキ用の粉もあります．
- **間食（エネルギーコントロール）**：エネルギー補給を目的とした間食．ゼリー，クッキー，せんべい，ドリンク，チョコレート，パンケーキなどがあります．エネルギーを高く調整した製品で，通常の食品と味はほとんど変わりません．そのまま食べるタイプ以外に，ひと手間かけて作るタイプがあります．
- **調味料（エネルギー，食塩コントロール）**：エネルギー補給や食塩コントロールを目的とした調味料

■ 油っぽさや甘さが気にならず簡単にエネルギーアップできる調味料

マクトン類：中鎖脂肪が主成分の油．液体状やパウダー状のマクトン製品があります．液体状はドレッシングや炒め物の油として，パウダー状は料理や他の調味料に混ぜて使用します．

粉あめ類：エネルギーは砂糖とほぼ同じですが，甘みが少ないので，砂糖と同じ甘さにする場合，5〜7倍の量が必要です．煮物や酢の物で砂糖の替わりに，あるいは手作りデザートの甘味に活用します．

■ 味の薄さを感じさせない食塩調整用の調味料

しょうゆ，みそ，ソース，食塩などの調味料で食塩量を少なくした製品があります．外食をした日など，通常の調味料では食塩のコントロールがむずかしい場合に重宝です．

治療用特殊食品の活用のメリット

- **食事療法の導入がスムーズ**：たんぱく質をコントロールしながら，適切なエネルギー量を充足するのは，なかなかむずかしいことです．食事療法に慣れるまで，たとえば，主食を低たんぱくご飯にするだけで，エネルギーを減らさず簡単にたんぱく質を減らすことができます．
- **料理がボリュームアップ**：低たんぱく質の主食を用いると，減った分のたんぱく質は肉や魚などのおかずで増やすことができ，満足できる量の料理になります．
- **料理の味がアップ**：通常食品のみでコントロールする場合，甘く，油っぽく，薄味の料理になりがちです．目的別に治療用特殊食品を活用することで，おいしく食事療法が実施できます．
- **食事全体の栄養バランスアップ**：たんぱく質コントロール食では，エネルギー不足は大敵です．簡単にエネルギー補給できる製品が数多くあります．また，筋肉や血液の原料に効率よく利用されるアミノ酸スコアが高い良質なたんぱく質の動物性食品や大豆製品を多く食べることができます．

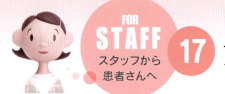

17 食事療法に必要なスプーン，はかり，参考書

患者さんへの説明のポイント

- 食事療法を始めるにあたり，計量スプーン，はかり，『日本食品標準成分表』(以下，食品成分表)を用意してもらいましょう．
- 計量スプーン，はかり，食品成分表は使用法の説明が必要です．患者さんの受け入れ状態を評価しながらすすめていきましょう．
- 『腎臓病食品交換表』は，たんぱく質を多く含む食品どうしの交換が簡単にできます．たんぱく質コントロールを行ううえで大変重宝します．
- 患者さん向けの料理の本は，食事療法の継続をサポートします．適宜，紹介して活用してもらいましょう．

 ## 計量のために

慢性腎臓病の食事療法の成功に食品の計量は必須な条件です．計量スプーンやはかりを用いて使用量を計量する習慣の大切さを説明しましょう．

■計量スプーン

1人から数人分の調理では，調味料は計量スプーンで計量します．はじめは面倒だとか負担と感じても，すぐ慣れることを伝えましょう．また，計量スプーンをセットで購入する場合，必ず1mlスプーンが組み合わさっていることを確認して購入するように伝えましょう．

■はかり

食材ははかりを用いて計量します．何度か繰り返しているうちに，食品の目安量が推測できるようになります．計量は可食部ですが，あゆのような骨つき魚で，そのままの姿で料理を完成させたい場合には，食品成分表の廃棄率を用いて，可食量を推測します(☞p.58)．

栄養素の把握や食品選択のために

■『日本食品標準成分表』

食品成分表には多くの食品が収載されているので，ほとんどの食品の標準的な栄養素量が推測できます．ただし，一般的に表現される通称名ではなく正式名称で記載されている食品があり，食品成分表から食品を選択するときに迷う場合があります．こんなときは索引を活用するようにアドバイスしましょう．また，食品解説や食品の写真がのっていたり，目安量で栄養素が示された食品成分表などいろいろ販売されています．患者さんの使い勝手にあわせたものを紹介しましょう．

食品成分表のルール：食品成分表は，食品100gあたりの栄養価が記載されています．廃棄率も確認して，可食部の栄養素量を求めます．

また，肉類では種別，産地，ブランド，部位により細かく分類されて示されています．患者さんが使用する食品を食品成分表から適切に選ぶことができるように，ていねいに説明しましょう(☞p.58)．

■『腎臓病食品交換表』

腎臓病の食品交換表は，たんぱく質を含む食品とたんぱく質を含まない食品に大別されています．食品が含む栄養素の特徴を把握するのに役立ちます．

たんぱく質3gを含む食品重量を1単位と規定しているので，たんぱく質コントロール時の食品の交換にたいへん便利です．とくに，たんぱく質を多く含む動物性食品や豆製品の食品交換時に役立ちます．

 ## 食事療法継続のために

■食事療法の継続の参考に

食事療法を行いながら毎日の食事を考える場合，迷われているのをよく目にします．患者さんの嗜好に合わせた具体的な献立例の紹介とあわせて，腎臓病患者さん用の料理本も適宜，紹介しましょう．

 ## 食事評価のために

1日あたりどれだけの栄養素を実際に摂取できたのかなどの確認のためにも，食事記録は欠かせません．

食事記録には，とくに決まった形式はありませんが，ノートやファイルしやすい形式のものがよいでしょう．

記録の際は摂食した重量を記入してもらいます．備考欄には，卵25gが1/2個，ロールパン30gが1個などと記入すると食品の目安量の把握に役立ちます．

また，食品以外の情報，たとえば，「発熱で食事がとれなかった」「外食」「調整のため半分を残した」などのコメントを記入してもらうと評価のときに役立ちます．

17 食事療法に必要なスプーン，はかり，参考書

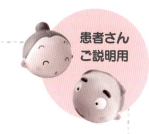
患者さんご説明用

食事療法を実施するために計量スプーンや『日本食品標準成分表』『腎臓病食品交換表』の準備は必須です．必ずそろえましょう．また，たんぱく質を含む食品の交換や，日々の献立作りをサポートする料理の本も手元にあると食事療法の継続に役立ちます．

計量のために

料理に使用する食品重量で，摂取するエネルギー，たんぱく質，カリウム，リン，食塩相当量は当然異なります．適切量でコントロールするためには，まず，計量の習慣化が必要です．

- **計量スプーン**：調味料は計量スプーンで計量します．
  15 ml（大さじ），5 ml（小さじ），2.5 ml，1 ml スプーンは必ずそろえましょう．
- **はかり**：食材ははかりで計量します．骨や皮など食べない部分（廃棄部）を除いた重量を計量しましょう．

栄養素の把握や食品選択のために

- 『**日本食品標準成分表**』（文科省ほか編）：いろいろな食品の 100 g あたりの栄養素量が記載されています．食品の栄養素量を算出するときに必要なものです．食品の説明や食品写真が載っている食品成分表もありますので，自分で使いやすいものを準備しましょう．
- 『**腎臓病食品交換表**』（医歯薬出版発行）：たんぱく質 3 g を含む食品重量を1単位と規定した腎臓患者さん用の食品交換表です．たんぱく質を含む食品と，たんぱく質を含まずエネルギー源となる食品を「表」にして区分されているため，食品の特徴を理解したり，食品を交換したりする場合に役立ちます．また，エネルギー調整食品，たんぱく質調整食品，食塩調整食品，リン調整食品の治療用特殊食品が多く記載され，問い合わせ先も紹介されています．そろえておきたい1冊です．

食事療法継続のために

日々の食事で「今日は何にしようか」と迷うときの手助けとなるのが料理の本です．腎臓病用の料理の本も多数出ています．

食事評価のために

食事療法が，うまくコントロールできているのかどうかの評価のために食事記録が必要です．はじめは面倒と感じがちですが，習慣になると意外に楽しくなります．定期受診の際に，管理栄養士と一緒に評価しましょう．

食事記録例

日付	献立名	食品名	重量 g	エネルギー kcal	たんぱく質 g	脂質 g	炭水化物 g	カリウム mg	リン mg	食塩相当量 g	備考
/											

記入項目：日付，献立名，食品名，重量までは記入しましょう．
備考：食事以外の情報なども記録するようにしましょう．

18 栄養価計算の方法

患者さんへの説明のポイント

- 食事療法の遵守には，食品の栄養価を把握することが必要です．
- 『日本食品標準成分表』や栄養成分表示を用いて，栄養価の求め方を何度か練習しましょう．
- 『日本食品標準成分表』を正しく活用するには，食品の選び方のルールを必ず説明しましょう．
- 可食部の推測や，食品の準備量に廃棄率を活用する場合があります．廃棄率の計算のしかたも練習しましょう．

『日本食品標準成分表』を用いた算出

『日本食品標準成分表』(以下，食品成分表)は穀類，豆類，野菜類などの食品群別に2,191食品の標準的な成分値が収載されています．調べたい食品がどのページに記載されているのか迷ったときには「食品群」か「索引」を活用しましょう．

また，食品成分表の数値は，皮，へた，種や内臓などを取り除いた実際に口に入る重量(可食部)100gあたりで掲載されています．例をあげて，何度か計算の練習をしましょう．

■迷いやすい食品名

野菜類：もやしでは，「ブラックマッペもやし」や「りょくとうもやし」が一般的に使用されるもやしになります．
みつばは「糸みつば」がスーパーになどで購入できます．
みそ類：色が一番濃いのが豆みそですが，商品パッケージに記載されている栄養成分表示から栄養成分を算出するように説明しましょう．
穀類：通常のご飯は，「水稲穀粒」を使用します．
しらす干し：魚介類の「いわし類」に掲載されています．
ゼラチン：肉類の「ぶた」の項目に掲載されています．
その他：食品の写真つきで解説つきの食品成分表が使いやすいようです．手ごろな値段で市販されています．

■栄養価計算の方法と，廃棄率を含む食品の準備量

食べる食品重量に含まれる栄養価の算出の仕方を練習しましょう．また，骨や皮を含む食品では，食品成分表の廃棄率を利用すると，廃棄分を含んだ食品の可食量や購入量を推測できます．

■肉類を選ぶルール

肉類は，産地やブランド，部位別に細かく分類されて

表 18-1 産地，ブランドによる栄養量の違い

可食部100gあたり	エネルギー(kcal)	たんぱく質(g)
和牛	411	13.8
乳用肥育牛	318	16.2
輸入牛	240	17.9

(日本食品標準成分表2015年版〈七訂〉より)

表 18-2 脂身つき，脂身なし，赤身の定義

成分表での表示	脂身の状態
脂身つき	外，内側に脂身がついている
皮下脂肪なし	内側にのみ脂身がある
赤肉	外，内側にほとんど脂身がない

います(表18-1, 2)．間違った部位で計算すると成分値が大きく異なることを伝えましょう．

■生，ゆで，焼き

食品成分表には，「生」や「ゆで」や「焼き」の成分値が記載されている食品があります．用いる食品の状態でどの成分値を活用するのか説明しましょう．

乾麺をゆでた後の食塩量：「干し」や「生」の状態の麺をゆでて食べる場合には，ゆで汁に食塩が流失するので補正が必要です．ゆであがり重量に「ゆで」の食塩相当量をかけて補正しましょう．

例) そうめん・乾100gをゆでたときの食塩相当量
乾100gをゆでると，およそ270gの重量に変化します．ゆで100gの食塩相当量は0.2gなので
0.2×270÷100＝0.54gとなります．

栄養成分表示を用いた算出

市販品の成分は，1食，1枚，1個あたりで表示されているものと，100gあたりで表示されているものとがあります．袋や容器(パッケージ)の表示単位をしっかり確認するように説明しましょう．

ナトリウム量で記載の場合：食塩相当量ではなく，ナトリウム量の記載のみの場合があります．食塩量に換算できるように説明しましょう．

- ナトリウム量から食塩量(g)に変更する計算式
  (ナトリウム量がmg表示の場合)

  ナトリウム量(mg)×2.54[※]÷1,000

  [※]2.54はナトリウム量を食塩量に換算するための数値

18 栄養価計算の方法

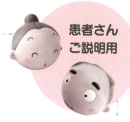
患者さん
ご説明用

慢性腎臓病（CKD）の食事療法では，食べる食品の栄養価の把握が必要です．
『日本食品標準成分表』や「栄養成分表示」を用いて栄養価の求め方を理解しましょう．

『日本食品標準成分表』を用いた算出

『日本食品標準成分表』（以下，食品成分表）の数値は可食部100gあたりで掲載されています．また，一般的に用いられる通称名ではなく，正式な食品名で記載されています．

● 迷いやすい食品名

西洋かぼちゃ，ブラックマッペもやし，糸みつばが市場に多く流通しています．自分で使用する食品を食品成分表から正しく選びましょう．

● 栄養価計算の方法

計算式：食品成分表の数値（表1）×食べる重量（g）÷100

例）ぶどう80gのエネルギー量：59×80÷100＝47 kcal

● 廃棄率を含む食品の準備量

計算式：食べる重量（g）÷（100－廃棄率の数値（表1））×100

例）ぶどう80gを食べるときの準備量：80÷（100－15）＝0.9411×100＝94 g．つまり，皮つき，種ありのぶどう94gを準備すると，80gのぶどうを食べたことになります．

表1 日本食品標準成分表によるぶどうの栄養成分値

食品番号	食品名	廃棄率 (%)	エネルギー (kcal)	たんぱく質 (g)	カリウム (mg)	リン (mg)	食塩相当量 (g)
07116	ぶどう 生	15	59	0.4	130	15	0

● 肉類を選ぶルール

牛肉：産地やブランドで大きく分類されています．一般的な国産牛は乳用肥育牛肉，神戸牛や松阪牛など日本独自のブランド牛は和牛肉，外国産の牛肉は輸入牛肉を使用します．

豚肉：通常の豚肉はほとんどが大型種肉，中型種肉は黒豚とよばれる種に相当します．

鶏肉：市販のほとんどが若鶏肉，名古屋コーチンなどのブランドは，成鶏肉を使用します．

脂身つき，脂身なし，赤身：脂身がついたままの肉が脂身つき，脂身を除いた肉が脂身なし，繊維の中の脂身までも取り除いたのが赤身です．

● 生，ゆで，焼き

食品成分表には，「生」「ゆで」「焼き」の成分値が記載されています．
かれいの切り身40gを購入し，焼いて食べる場合には，「かれい 生」の成分値を利用します．

栄養成分表示を用いた算出

100g，1個，1枚などで栄養成分値が表示されています．表示方法をしっかり確認して算出しましょう．納豆1パックの例を表2に示します．

表2 納豆の栄養成分表示

糸引き納豆（たれつき） ―1パック40gあたり―	
エネルギー	83 kcal
たんぱく質	6.9 g
脂質	4.0 g
炭水化物	4.9 g
ナトリウム	229 mg
カリウム	280 mg
食塩相当量	0.6 g

● 100gあたりの記載時

計算式：表示されている栄養成分値×使用量÷100

● 1個，1枚あたりの記載時

計算式：表示されている栄養成分値×使用個数や枚数

例）納豆1/2（0.5）パックのたんぱく質の計算：6.9×0.5＝3.45　約3.5g

FOR STAFF 19 外食時の工夫と注意点

スタッフから患者さんへ

患者さんへの説明のポイント

- 外食後に「しまった!!」と思わないために，外食メニューの栄養成分を事前に把握してもらいましょう．
- メニューの栄養成分を掲載している店が増えてきました．店頭で把握する以外に本やインターネットを活用した情報の入手法もアドバイスしましょう．
- 利用する店で，味つけなどの調整が可能かどうか，一声かけてみる習慣をつけてもらいましょう．
- 外食で過不足となった栄養摂取量は，1日の中で調整する方法を具体的に指導しましょう．

栄養成分の把握

事前に把握する：外食は栄養成分がわかりにくく，メニューによっては，たんぱく質や食塩が1日の指示量を超えてしまうものもあります．利用しそうな外食の栄養成分は事前に把握する必要性を説明しましょう．

栄養成分の把握法：大きな外食チェーン店では，メニューの栄養成分表示をホームページで公開しています．また，外食のためのガイドブックなども市販されています．日ごろからインターネットや本で調べたり，問い合わせたりして，患者さんオリジナルの外食栄養成分表を作成すると便利なことを説明しましょう．

店を選ぶ

メニューの栄養成分表示がある店：最近では各都道府県や各市町村で健康づくりのために，メニューの栄養成分表示のある外食店や，食塩を控えたヘルシーなメニューを提供したり，量を調節できる外食店（「健康づくり協力店」「健康づくり応援店」など）の普及を推進しています．メニューの栄養成分表示がある店なら，栄養摂取量の調整に役立ちます．

聞いてみる

遠慮なく一言声をかける習慣：味つけやご飯の交換に対応する店もあります．要望をまず遠慮なく「聞いてみる」習慣をつけてもらいましょう．

メニュー選びの工夫

1日の指示量を超えるメニューは選ばない：外食を利用した日の中で，栄養摂取量を調整できそうにないメニューは「選ばない，食べない」を原則にしてもらいましょう．

前もって決めておく：調整しなくてもすむメニューをあらかじめみつけておきましょう．

食べる量で調節：たんぱく質や食塩の多いものを残したり，味つけを調整できるメニューを選びましょう．

■代表的な外食メニューの特徴

すし：魚介類をたっぷり使用しているすしは，たんぱく質が相当多く，また酢飯には食塩や砂糖が多く含まれています．こんぶを使用して炊いているため，カリウムが多いことも理解してもらいましょう．

麺類：麺とスープの両方に食塩を含みます．麺と具だけでも2〜3gの食塩を含みます．ラーメンでは，だしのとり方で大きな差がありますがカリウムも多めです．

丼物：たっぷりとたれがかかり，全体的に味つけが濃いうえに，たんぱく質も多めです．定食メニューのほうが自分で調整できます．

定食類：汁物や漬物は残しましょう．しょうゆやソースの量は自分で調整するようにアドバイスしましょう．

焼肉：たんぱく質，カリウム，リンなどが極端に多くなります．外食の予定があるときは，朝食からしっかり調節を行うようにアドバイスしましょう．

鍋料理：だしこんぶや使用食材に含まれるカリウムが溶出しています．最後の雑炊は避けたほうが無難でしょう．

前後の食事で調節

外食を利用することがわかっている場合は，朝食から栄養摂取量の調節を開始しましょう．

たんぱく質の調整：低たんぱく質の主食を利用するのが一番簡単です．また，パン類や麺類は避け，野菜中心のおかずと組み合わせましょう．

食塩の調整：日ごろより薄味の味つけにしたり，減塩調味料を活用しましょう．また，水分の多い料理は食塩量も多めになりがちです．揚げ物など水分の少ない料理にしましょう．

エネルギーの調整：エネルギーコントロールの食品選択と調理方法を参考に説明しましょう（☞ p.42）．

カリウムの調整：カリウムをコントロールする方法やカリウム減少率を参考にアドバイスしましょう（☞ p.46, 48）．

19 外食時の工夫と注意点

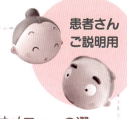
患者さんご説明用

外食は栄養成分がわかりにくく，味つけが濃い傾向にあります．外食するときにはメニューの選択や食べる量に注意が必要です．また，外食で食事のバランスが崩れてしまう場合は，自宅での食事で調整するようにします．

栄養成分の把握

前もって利用する外食メニューの栄養成分を把握することが大切です．本やインターネットなどから自分が食べるメニューの情報を収集し，書きとめておくと便利です．

店を選ぶ

栄養成分表示がある店や料理を選びましょう．栄養成分表示店の一覧を掲載している保健所のホームページも多くなりました．一度調べてみましょう．

聞いてみる

メニューに対する要望を聞いてもらえる店が増えました．「薄味で作ってください」「卵は半分でとじてください」「持参した低たんぱく質ご飯を温めてください」など，勇気をもって聞いてみましょう．調理上の要望が聞いてもらえない場合でも，たれやソース，ドレッシングなどを別皿で持ってきてもらえる場合もあります．

メニュー選びと食べ方の工夫

- **たんぱく質コントロールのために**：肉，魚のみのメニューより，野菜も一緒に使ったメニューを選びましょう．たんぱく質を多く含む肉や魚がいつも食べている量以上，と感じたら残しましょう．
- **食塩コントロールのために**：味つけが自分では調整しづらい丼物（たんぱく質 約35ｇを含む）より，ご飯とおかずが別々の定食メニュー（たんぱく質 約10ｇを含む）を選びましょう．みそ汁や汁物，漬物やつくだ煮は食べずに残しましょう．ラーメンなどの麺類の汁はできるだけ飲まずに残しましょう．
- **カリウム，リンコントロールのために**：フレッシュジュースや昆布茶がついてきても，飲まないようにしましょう．また，乳製品や魚の卵を多く使用したメニューは避けましょう．

前後の食事で調節

外食で多くなったたんぱく質や食塩は他の2食で減らし，その分で減るエネルギーを1日の中で増やすように調整しましょう．

- **たんぱく質の調整**：他の2食では，主食は低たんぱく質ご飯にする．おかずは野菜中心の料理で，たんぱく質が少ないはるさめなどのでんぷん製品でボリューム感を出すようにしましょう．
- **食塩の調整**：味つけは香辛料や酸味を効かせて食塩量を控えるようにしましょう．
- **エネルギーの調整**：油を使用した調理法と，低たんぱく質の間食でエネルギー確保に努めるようにしましょう．
- **カリウムの調整**：カリウムが多い食品は避け，カリウムを減らす下処理をしてから調理しましょう．

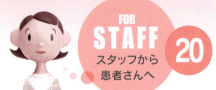

20 慢性腎臓病ステージG3a〜G5の献立作成のポイント

患者さんへの説明のポイント

- 1日の食品摂取の目安量(食品構成)を，患者さんの嗜好などに配慮し，説明シートに示しましょう．
- たんぱく質，食塩をコントロールし，エネルギーを充足した献立のイメージがつくように，献立例などから説明しましょう．
- 主食に低たんぱく食品を利用する場合と使用しない場合の，動物性食品とエネルギー充足のための食品重量の変化について説明しましょう．

献立作成のポイント

■主食
たんぱく質を少なく調整した治療用特殊食品を利用すると，副食に動物性食品や豆・豆製品の使用量を増やすことができ満足感がでます．また，パンや麺類は，たんぱく質がご飯よりも多く，食塩も含みます．低たんぱく質の食事療法を成功させるには1日どちらかを1回までにしましょう．

■副食(主菜や副菜，副々菜)
エネルギー：主菜か副菜，副々菜の副食の1品には油を使用しましょう．
たんぱく質：主菜にたんぱく質を多く含む肉や魚などの食品を利用すると，献立作成が簡単になります．毎食使用する食品が重ならないようにしましょう．使用量が制限されますので，見た目やボリュームを出すために野菜などを添えましょう．副食に野菜やはるさめなどたんぱく質が少ない食品を使用すると，食品摂取や栄養のバランスがよくなります．
食塩：薄味でもおいしく食べる方法を積極的に取り入れましょう（☞ p.34）．
カリウム：カリウムコントロールが必要な場合，カリウムをコントロールする方法を参考にアドバイスし，調理に反映してもらいましょう（☞ p.46）．
間食：エネルギー確保のために間食を組み合わせる場合も多くなりがちです．たんぱく質や食塩が少ない間食を利用しましょう．紅茶に粉あめやマクトンを加えてエネルギー量を付加することもできます（☞ p.42, 104）．

1日の食品構成

患者さんの嗜好などを聞き取って考慮し，1日指示栄養量を満たす食品摂取の目安量を示しましょう．なお，食品の荷重平均は，施設の入院食のデータや保健所から示されている値を使用しましょう．1日の食品構成中に示された食品の交換のしかたを指導すると，食事の幅が広がります．

表 20-1 食品構成例

たんぱく質調整ご飯の1日の使用回数	3回	2回	1回	0回
食品名	重量(g)			
たんぱく質調整ご飯	600	400	200	0
ご飯	0	150	300	450
魚介類	40	40	40	15
肉類	50	30	30	30
卵類	25	25	25	25
豆類	50	50	0	0
いも類	50			
緑黄色野菜/その他の野菜	250/100(計350)			
果物類	50			
たんぱく質が少ない粉もの(かたくり粉など)とはるさめ	20			
油脂類	20			
砂糖類	10			
たんぱく質を含む調味料類	30			
マクトン	0	0	0	10
粉あめ	0	0	40	40
低たんぱく質の間食(100 kcal分の回数)	1	2	2	2

(エネルギー 1,800 kcal, たんぱく質 30 g, 食塩 6 g 未満, 脂質エネルギー比率 22〜24%)

1例として，1,800 kcal，たんぱく質30 g，食塩6 g未満の食品構成例を**表 20-1**に示しました．たんぱく質調整ご飯を使用すると，動物性食品の使用量を増やすことができ，マクトンや粉あめ，低たんぱく質の間食でのエネルギー確保の量が少なくすみます．

■指示栄養量の調整例
エネルギー（1,600 kcal ← 1,800 kcal → 2,000 kcal）
　1,600 kcal：100 kcal分の間食を1回分と，油10 gの両方を減らします．
　1,700 kcal：100 kcal分の間食を1回分減らします．
　1,900 kcal：100 kcal分の間食を1回分増やします．
　2,000 kcal：100 kcal分の間食を2回分増やします．
たんぱく質：『腎臓病食品交換表』を利用すると簡単にたんぱく質を3 g単位で増やすことができます．たんぱく質の増加分で増えたエネルギーは，100 kcal分の間食や油を減らすなどで調整しましょう．

20 慢性腎臓病ステージ G3a〜G5 の献立作成のポイント

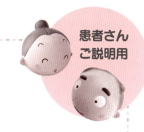

毎食に主食，主菜，副菜をそろえると，栄養素や食品摂取のバランスがとりやすくなります．

献立作成のポイント

- **主食**：低たんぱく質の主食を利用すると栄養価の調整がしやすく，また，副食に動物性食品や豆・豆製品の使用量が増やせます．パンや麺類は，1日1回までにしましょう．
- **副食**：魚や肉を使用し，野菜を添えてボリュームアップを図りましょう．エネルギー確保のために，おかずの1品には油を使用しましょう．食塩のコントロールのため，料理は薄味に調理しましょう．カリウムコントロールが必要な方は，野菜やいもなどは水にさらしたり，ゆでたりしてから調理をしましょう．
- **間食**：無〜低たんぱく質の間食を利用しましょう．

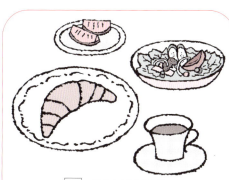

朝
- 低たんぱく質パン
- 野菜サラダ
- オレンジ
- 紅茶

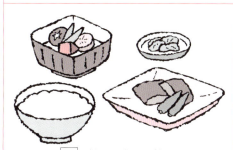

昼
- 低たんぱく質ご飯
- さばの竜田揚げ
- 野菜煮物盛り合わせ
- はくさいの香り和え

1日の食品構成　　　　　kcal，たんぱく質　　g

食品名	重量 (g)	エネルギー (kcal)	たんぱく質 (g)
たんぱく質調整ご飯			
ご飯			
魚介類			
肉類			
卵類			
豆類			
いも類			
緑黄色野菜/その他の野菜			
果物類			
たんぱく質が少ない粉（かたくり粉など）とはるさめ			
油脂類			
砂糖類			
たんぱく質を含む調味料類			
マクトン			
粉あめ			
低たんぱく質の間食 100 kcal 分の回数			
合計			

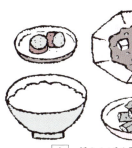
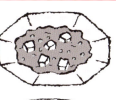
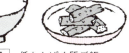

夕
- 低たんぱく質ご飯
- 麻婆豆腐
- 大学いも
- たたききゅうり

間食・ゼリー

献立栄養価

エネルギー	1,800 kcal
たんぱく質	30 g
カリウム	1,685 mg
食塩	4.2 g

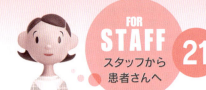

21 糖尿病性腎症の管理の重要性

患者さんへの説明のポイント

- 糖尿病性腎症では，微量アルブミン尿の時点で，すでに腎機能低下のスピードが速くなり，心血管疾患のリスクが上昇します．このため，腎症の早い時期からの対応が必要です．
- 糖尿病性腎症においては，腎病変の寛解や退縮といった現象が比較的高頻度にみられるため，ある程度進行した時期でも，その病期に応じた治療を行うことが大切です．
- 糖尿病性腎症の発症の原因の第1としては，高血糖の持続が考えられるため，血糖のコントロールはとても重要です．また，糸球体高血圧への対応も重要です．
- 食塩のコントロールにより，血圧の低下が期待されます．また，酸化ストレスを抑制することによって，腎機能障害の進行を抑制する可能性もあります．

糖尿病性腎症の増加

慢性透析患者さんは年々増加していますが，その原疾患は糖尿病性腎症がもっとも多く，2014年にわが国で透析導入となった患者さんの43.5％が糖尿病性腎症であり，第2位の慢性糸球体腎炎の17.8％の2.4倍となっています．このため，慢性腎臓病の対策という観点からも，糖尿病の患者さんにとって，腎症の発症防止やその進展の抑制はたいへん重要な課題となっています．

糖尿病性腎症の予防と進行阻止

糖尿病の患者さんにおいて他の腎疾患が除外されれば，微量アルブミン尿が出現した時点で早期糖尿病性腎症と診断されます．糖尿病の患者さんにおいて，正常アルブミン尿に比較して，微量アルブミン尿が出現すると腎機能の低下のスピードが速くなることが報告されています．また，この微量アルブミン尿が，心血管疾患のリスクとなっていることも示されています．したがって，糖尿病の患者さんでは，腎症の早い時期からの対応が重要です．

一方，糖尿病性腎症の患者さんでは，腎病変の寛解や退縮といった現象が比較的高頻度にみられることも明らかになってきているため，ある程度進行した時期でも，その病期に応じて適切な治療を行うことはきわめて大切です．このため糖尿病性腎症の患者さんに対して，腎症を進行させるあらゆる要因を厳格にコントロールすることをめざした集約的治療が行われています．微量アルブミン尿を呈する2型糖尿病の患者さんを集約的に治療した結果，心血管疾患の発生率や死亡率が低下し，透析療法の導入数も減少したとの報告もあります．

糖尿病性腎症の原因

糖尿病性腎症発症の原因の第1としては当然，高血糖の持続が考えられます．実際に，厳密な血糖コントロールにより，糖尿病性腎症の発症や進行が抑制されることが明らかにされています．血糖を良好にコントロールするためには，食事療法によるエネルギー摂取量の管理が必要不可欠です．糖尿病性腎症のもう1つの重要な成因は糸球体高血圧であり，これに対しては厳格な血圧の管理とレニン・アンジオテンシン系の抑制が重要です．

食塩のコントロール

糸球体濾過量(GFR)の低下した状態では，食塩を過剰に摂取すると，細胞外液量の増加をまねき，高血圧や心不全などの原因になります．そこで，食塩をコントロールすることで循環血漿量が低下し，血圧を低下させることが期待できます．また，食塩の付加が酸化ストレスとなることが報告されており，食塩コントロールが酸化ストレスの抑制を介して，腎機能障害の進行を抑制する可能性もあります．レニン・アンジオテンシン系阻害薬による血圧低下やたんぱく尿減少は，減塩状態でないとその効果はみられないという報告もあり，この点からも食塩コントロールは重要となってきます．

たんぱく質のコントロール

糖尿病性腎症では，たんぱく質のコントロールが腎機能障害の進行をどの程度抑制するのか，よくわかっていません．しかし，糖尿病性腎症においても，たんぱく質をコントロールすることで糸球体の過剰濾過の是正や尿たんぱくの減少が期待できます．また，たんぱく質の過剰摂取は腎機能をさらに悪化させ，高リン血症や高カリウム血症を引き起こす可能性もあります．このため，糖尿病性腎症の患者さんでも，やはりたんぱく質の過剰摂取を避けることは重要と考えられます．

21 糖尿病性腎症の管理の重要性

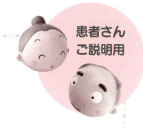
患者さんご説明用

慢性腎臓病（CKD）の原因疾患として糖尿病性腎症は頻度が高い

透析患者さんは年々増加していますが，その原疾患としては糖尿病性腎症がもっとも多く，2014年，わが国の透析導入患者さんの43.5％が糖尿病性腎症の患者さんでした．このため，糖尿病の患者さんにとって，糖尿病性腎症の発症を予防することや，その進行を遅らせることはたいへん重要なことです．

表1 糖尿病性腎症の発症・進行の要因

- 高血糖
- 高血圧
- 肥満
- 脂質異常症
- 微量アルブミン尿，たんぱく尿
- 喫煙
- 食塩過剰摂取
- 高たんぱく食
- 遺伝的素因

アルブミン尿は危険信号

ほかに腎臓を悪化させる疾患がなければ，糖尿病の患者さんは，微量アルブミン尿が出現した時点で早期の糖尿病性腎症と診断されます．糖尿病の患者さんにおいて，正常アルブミン尿に比較し，微量アルブミン尿では腎臓の働きの低下するスピードが速いとされています．また，この微量アルブミン尿があると，心血管疾患を起こしやすいことも示されています．

糖尿病性腎症はどんどん進行していくだけではない

糖尿病性腎症は，どんどん進行していく疾患と考えられていましたが，がんばって治療すれば，よくなることも多いことがわかってきています．このため，糖尿病性腎症がある程度進行していても，あきらめてはいけません．

表1に糖尿病性腎症を悪化させる主な要因を示します．この中には遺伝的素因のように変えることのできないものもありますが，改善できるものはすべて改善していこう，ということが大切になってきます．

血糖と血圧のコントロールが重要

糖尿病性腎症が発症する大きな要因の1つは，高血糖が持続することであることは，いうまでもありません．糖尿病性腎症のもう1つの重要な要因は高血圧です．これに対しては，厳格な血圧のコントロールと腎臓の働きを守る降圧薬の投与が行われます．腎臓の働きが低下した状態で食塩をとりすぎると，高血圧や心不全などの原因になるため，食塩をコントロールすることも大切です．さらに，降圧薬の中には，食塩をコントロールしないと十分に効果を発揮しない薬もあります．

たんぱく質の取りすぎに注意

糖尿病性腎症でも，たんぱく質をコントロールすることにより，腎機能の低下を抑制することが期待されます．また，たんぱく質のとりすぎは，血中のリンやカリウムを上昇させる原因ともなります．このため，たんぱく質をとりすぎないようにしなければなりません．

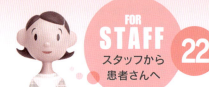

22 糖尿病性腎症の食事療法基準

患者さんへの説明のポイント

- 糖尿病性腎症の初期の段階から腎症の食事療法が必要なことを説明しましょう．
- 腎障害が悪化すると，それまでの糖尿病の食事療法から腎臓病の食事療法へと大きく変化します．病期による食事療法のポイントを事前につかんでもらい，患者さんに心構えをしてもらいましょう．
- 定期的な検査を行って患者さんの病期を把握し，病期に合った食事療法を行うことが大切です．

第1期〜第2期 食事療法のポイント

エネルギー：腎機能が比較的保たれている初期の段階では，糖化ヘモグロビン（HbA1c）7.0％未満の血糖コントロールを目標に，エネルギー摂取量を25〜30 kcal/kg 標準体重/日とします．エネルギー過剰による肥満や血中脂質の上昇も腎機能低下の要因となるため，糖尿病のエネルギーコントロール食を基本とします．『糖尿病食事療法のための食品交換表』（日本糖尿病学会編）を用いて説明しましょう．

その他：微量アルブミン尿を認める第2期では，たんぱく質摂取量を1.0〜1.2 g/kg 標準体重/日を目安にし，過剰なたんぱく質摂取は避けます．

また，この時期は血圧管理も重要で，食塩摂取が多くならないようにします（「日本人の食事摂取基準2015年版」に示される男性8g未満，女性7g未満でコントロールします．また，初期の早い段階から減塩食に慣れてもらうように介入するとよいでしょう．高血圧を認める場合は6g/日未満とします）．血圧管理や微量アルブミン尿の減少を目的として降圧薬のアンジオテンシン変換酵素（ACE）阻害薬やアンジオテンシンⅡ受容体拮抗薬（ARB）の投与が推奨されています．副作用として，高カリウム血症を引き起こす場合があるので，血清カリウム値の推移をモニターします．必要に応じて，摂取するカリウムをコントロールします．

第3期〜第4期 食事療法のポイント

エネルギー：第3期では，エネルギー摂取量は25〜30 kcal/kg 標準体重/日とします．第4期では，個々の活動量や肥満などの合併症を考慮したうえで25〜35 kcal/kg 標準体重/日に増やし，体たんぱくの崩壊を防ぎます．第3期〜第4期には，たんぱく質のコントロールが開始されるため，たんぱく質以外の炭水化物と脂質からエネルギーを摂取する必要があります．

たんぱく質：たんぱく尿が出現し出す第3期以降はたんぱく質の摂取量を0.8〜1.0 g/kg 標準体重/日にコントロールし，糖尿病の食事療法から腎臓病の食事療法にシフトさせます．さらに第4期では0.6〜0.8 g/kg 標準体重/日までたんぱく質摂取量を減らし，窒素代謝物（尿毒症物質）が貯留しないようにします（☞p.28）．

食塩：第3期以降では，すでに顕性アルブミン尿あるいは持続性たんぱく尿を認めているため，6 g/日未満のコントロールを行います．

カリウム：第3期から，たんぱく質をコントロールするため，おのずとカリウムの摂取量も少なめになりますが，インスリン欠乏や高血糖を呈する場合，細胞内カリウムが細胞外へ移行し，高カリウム血症をきたします．血中カリウム値を確認し，必要ならばカリウムコントロールを行います．また，腎機能が悪化するにつれて腎臓からのカリウム排泄が低下し，血中カリウム濃度が上昇してきます．第4期以降では1.5 g/日以下を目安に，カリウム摂取量を控え，血中カリウム濃度の上昇を防ぐようにします（☞p.46）．

第5期 食事療法のポイント

■透析導入前の食事と異なる：透析導入前に行っていた厳密なたんぱく質コントロールが必要なくなります．一方，水分コントロールが加わります．また，血液透析か腹膜透析かで食事療法が異なります（☞p.74, 82）．

エネルギー：肥満解消をめざす場合は少なく，るい痩・低栄養の改善をめざす場合は多くします．腹膜透析では，透析液から吸収されるエネルギーを差し引きます．

たんぱく質：0.9〜1.2 g/kg 標準体重/日程度が推奨されています．

脂質：エネルギー比率で20〜25％とすることが推奨されています．

22 糖尿病性腎症の食事療法基準

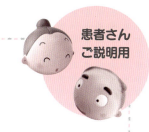
患者さんご説明用

腎障害の程度，合併症，透析治療法別で食事療法基準が異なります．

食事療法基準のポイント

- **第1期～第2期** 糖尿病食を基本として，エネルギー過剰に注意し，バランスのよい食事を心がけます（表1）．
- **第3期～第4期** たんぱく質，食塩のコントロールなどの腎臓病食で治療します．腎障害がさらにすすむと食事制限が厳しくなり，カリウムコントロールも必要です．エネルギーの充足に炭水化物や脂質の摂取量が増加します（表1）．
- **第5期** たんぱく質コントロールはなくなり，水分と食塩をコントロールした透析食で食事療法をします（表1）．

表1 糖尿病性腎症の食事療法基準

病期	総エネルギー(kcal/kg体重/日)	たんぱく質(g/kg体重/日)	食塩相当量(g/日)	カリウム(g/日)
第1期（腎症前期）	25～30	20％エネルギー以下	高血圧があれば6g未満	制限せず
第2期（早期腎症期）	25～30	20％エネルギー以下[注1]	高血圧があれば6g未満	制限せず
第3期（顕性腎症期）	25～30[注2]	0.8～1.0[注2]	6g未満	制限せず（高カリウム血症があれば<2.0）
第4期（腎不全期）	25～35	0.6～0.8	6g未満	<1.5
第5期（透析療養期） 血液透析（HD）[注3]：30～35		0.9～1.2	6g未満	<2.0
第5期（透析療養期） 腹膜透析（PD）[注3]：30～35		0.9～1.2	PD除水量(l)×7.5＋尿量(l)×5(g)	原則制限せず

※1 一般的な糖尿病の食事基準に従う．
※2 GFR<45では第4期の食事内容への変更も考慮する．
※3 血糖および体重コントロールを目的として25～30 kcal/kg体重/日までの制限も考慮する．
（日本糖尿病学会編・著：糖尿病治療ガイド2016-2017，糖尿病腎症生活指導基準を改変）

あなたの食事療法は？

主治医や管理栄養士に食事の量を確認しましょう．

現在の病期：	第　期
エネルギー ：	kcal ● □ kcal × □ kg ※1,※2
たんぱく質 ：	g ● □ g × □ kg ※1
食塩 ：	g
水分（食事外）：	ml
カリウム ：	mg
リン ：	mg

※1 標準体重
※2 腹膜透析期は，腹膜透析液のブドウ糖吸収エネルギーを差し引きます．

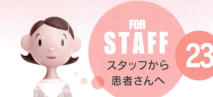

23 糖尿病性腎症の食事療法のポイント

患者さんへの説明のポイント

- 糖尿病性腎症の発症，進行阻止のために血糖コントロールと血圧コントロールが重要なことを理解してもらいましょう．
- 糖尿病性腎症（早期）の第1期～第2期では，血糖コントロールと血圧コントロールを中心とした糖尿病食についてアドバイスしましょう．
- 糖尿病性腎症（顕性）以降の第3期～第4期では，たんぱく質コントロールを中心とした腎臓病食についてアドバイスし，必要に応じてカリウムのコントロールも行います．

血糖，血圧，体重コントロールの重要性

■血糖コントロールの重要性

糖尿病の合併症である糖尿病性腎症は，良好な血糖コントロールを続けることで多くは予防することができます．また，糖尿病性腎症を発症したとしても，血糖を正常な値に長期にコントロールすることができれば改善できることもあります．

主治医から指示されたエネルギーを摂取し，血糖値が上昇しやすい単糖類や二糖類をおもな原材料とした食品を控えましょう．また食後の血糖値の上昇を緩やかにしたり，血中コレステロールの低下作用をもつ食物繊維を1日20～25gを目標に積極的にとるようにします．なお，血糖コントロールの指標と評価を表23-1に示します．

■早期からの血圧コントロールの重要性

糸球体高血圧は糖尿病性腎症を進展させる大きな因子です．厳格な血圧コントロールによって糖尿病性腎症の進行を抑制できることがわかっています．

食塩コントロールは血圧を下げるだけでなく，降圧薬の作用を高める効果があります．また，食塩コントロールは尿たんぱく排泄量を減少させ，腎症の進行抑制に重要です．腎症初期から6g/日以下を目標に，できるかぎり食塩は減らすようにします（☞p.34）．

血圧コントロールの目標値：130/80 mmHg 未満

■肥満改善の重要性

肥満も腎障害を進行させる因子で，とくに内臓脂肪型肥満では，腎症初期の微量アルブミン尿を増加させます．減量によって微量アルブミン尿は低下するので，根気よく体重コントロールを続けてもらいましょう．

糖尿病食

■適正なエネルギー摂取と栄養素のバランスをとる

指示されたエネルギー量で，炭水化物，たんぱく質，脂質のバランスをとり，いずれの栄養素も過不足ない状態にします．『糖尿病食事療法のための食品交換表』を活用すると，適切な1日のエネルギー摂取の中で，栄養バランスのとれた食事になります．食塩はとりすぎないようにし，減塩を早くから実施することをすすめます．

> **『糖尿病食事療法のための食品交換表』とは**
> エネルギー80 kcalを1単位としています．主に含まれる栄養素で，食品を「表1～表6」と，「調味料」に分類されています．同じ表内の食品を交換することで，指示エネルギーを守りながら栄養バランスのよい食事が簡単に組み立てられます．

腎臓病食

■たんぱく質，食塩，カリウムのコントロール

たんぱく質や食塩をコントロール方法など，それぞれの項目を参考にアドバイスしましょう（☞p.28，34）．

表 23-1　血糖コントロール目標

目標	血糖正常化をめざす際の目標[注1]	合併症予防のための目標[注2]	治療強化が困難な際の目標[注3]
HbA1c(%)[注4]	6.0未満	7.0未満	8.0未満

治療目標は年齢，罹病期間，臓器障害，低血糖の危険性，サポート体制などを考慮して個別に設定する．

注1）適切な食事療法や運動療法だけで達成可能な場合，または薬物療法中でも低血糖などの副作用なく達成可能な場合の目標とする．
注2）合併症予防の観点からHbA1cの目標値を7%未満とする．対応する血糖値としては，空腹時血糖値130 mg/dl 未満，食後2時間血糖値180 mg/dl 未満をおおよその目安とする．
注3）低血糖などの副作用，その他の理由で治療の強化がむずかしい場合の目標とする．
注4）いずれも成人に対しての目標値であり，また妊娠例は除くものとする．

（日本糖尿病学会編・著：糖尿病治療ガイド 2016-2017，p.27，文光堂，2014 より）

23 糖尿病性腎症の食事療法のポイント

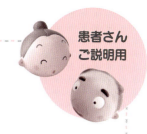
患者さんご説明用

糖尿病性腎症では，腎機能の低下とともに食事療法の内容が変わってきます．
初期には糖尿病の食事療法を実施し，腎機能の低下に従ってたんぱく質や食塩のコントロールが必要となります．

血糖コントロールが基本

高血糖は腎機能を低下させる大きな要因です．糖尿病食を基本とした食事療法で，血糖管理に努めましょう．また，薬物療法やインスリン療法を行っている方は，指示どおり服薬しましょう．

● 指示エネルギーを守る
指示エネルギー量を守り，主食，主菜，副菜をバランスよく食べましょう．

● 砂糖を控える
血糖値が上がりやすい砂糖を多く含む食品（菓子，ジュースなど）は控えましょう．

● 食物繊維の摂取
血糖上昇を抑える食物繊維が多い海藻類や根菜類を食事に取り入れましょう．

図1 糖尿病性腎症の進行を遅らせるには血糖と血圧を適切にコントロールし，腎機能の低下に合わせてたんぱく質の摂取を控えることが重要です．

血圧管理のための食塩コントロール

血圧をしっかり管理することで腎機能の悪化を抑制することができます．また，食塩を控えることで降圧薬の効果が高まります．腎症初期から減塩に取り組みましょう．高血圧をともなう場合や微量アルブミン尿を認める第3期からは，1日6g未満を実施しましょう．

肥満改善のエネルギーコントロール

肥満も高血糖や高血圧と同様に腎機能低下の要因です．また，肥満が解消すれば，血糖や血圧も安定しやすくなります．腹八分目を心がけ，過食につながる早食い，まとめ食い，ながら食いは止め，適切な体重管理に努めましょう．

腎機能の低下にともなうたんぱく質コントロール

腎機能が低下してくると，たんぱく質の代謝産物が腎臓から十分に排泄できず，体内にたまります．代謝産物がたくさん体内にたまると尿毒症になります．腎機能が低下してきたら，たんぱく質のコントロールが必要です．

● エネルギーの充足に工夫が必要
1gで4kcalのエネルギーを有するたんぱく質をコントロールするため，エネルギーの充足に炭水化物や脂質の摂取量を増やします．

● 必要に応じたカリウム，リンのコントロール
腎機能の低下によってカリウムやリンの排泄も少なくなります．血中のカリウムやリンの値が高い場合は摂取量を控える必要があります．

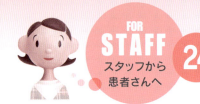

24 血液透析の管理の重要性

患者さんへの説明のポイント

- 血液透析は近年，機器や技術の進歩が著明ですが，反面，透析継続年数の長期化と患者の高齢化により透析時における異常症状や合併症が出現し，QOL が妨げられていることが少なくありません．
- 透析時の異常症状には血圧の低下，不均衡症候群，不整脈，発熱，意識障害，胸痛，呼吸困難，吐血・下血，悪心・嘔吐，腹痛，こむらがえりなどがありますが，食事療法がとくに関係するのは水分と食塩の過剰摂取で，これにより生じる水・食塩の過剰を急速に除去すると血圧低下をきたします．
- 合併症として全身的に多くの症状がみられますが，食事療法が関係するものに，水分や食塩の過剰摂取（高血圧，心不全，脳卒中），カリウムの過剰摂取（不整脈），リンの過剰摂取（骨異常，血管石灰化，心筋梗塞，脳卒中），エネルギーとたんぱく質の摂取不足（低栄養，予後不良）などがあります．

 ## 血液透析の現状

近年，血液透析においてもダイアライザおよび透析装置など透析機器の発展や各種の透析法，技術の進歩によって，透析の成績は著しく進歩してきました．たとえば，ダイアライザでは除去効率，水透過性，生体適合性などの改善がみられ，透析液では無酢酸透析液の使用，透析液の超清浄化，さらに新薬剤では ESA（エリスロポエチン製剤など），リン吸着薬（塩酸セベラマー，炭酸ランタンなど），カルシウム受容体作動薬（シナカルセト）などの使用によって病態の改善がみられています．透析方法では血液透析濾過などによって安定した治療効果が得られています．これらの進歩によって，より良好な透析成績がみられるようになり，予後も改善してきました．その結果，わが国における最長透析継続者は2014年末現在で45年6カ月にも及んでおり，社会復帰率も上昇しています．

しかし，透析導入患者の高齢化（平均 69.04 歳）にともない，透析継続年数の長期化とともに透析実施中にさまざまな症状が出現したり，あるいは長期の透析期間中にいろいろな合併症をきたし，安定した血液透析が妨げられる場合が少なくありません．

 ## 透析実施中に出現する異常症状

当然のことですが，血液透析は異常症状もなく終了することが望まれます．しかし，異常症状が出現し，安定した透析を妨げるものとして，血圧の低下，不均衡症候群，不整脈，発熱，意識障害，胸痛，呼吸困難，吐血・下血，悪心・嘔吐，腹痛，こむらがえりなどがみられます．

透析実施中にみられるこれら異常症状のなかで，とくに食事療法と関係するのが血圧低下です．血圧の低下でしばしば透析実施を続けることができなくなります．

原因は，主として水分と食塩をとりすぎたためにこれらが体内に貯留し，その治療のために短時間に大量の除水を行うことになり，循環血液量が減少することによります．したがって透析時に大量の除水を行うことのないように日常の水分と食塩をコントロールし，透析間の水分をとりすぎないこと，体重が増えないことが大切です．

血圧低下の予防・治療法としては，緩徐な除水，無酢酸透析，低温透析，生理食塩液の静注，昇圧薬の使用などがあります．また，心疾患が原因のときにはそれへの対応を行います．

 ## 長期透析経過中に出現する合併症

透析療法を長期間続けるとさまざまな合併症が全身に現れてきます．循環器系，呼吸器系，神経系，造血器系，消化器系，内分泌・代謝系，骨・関節系，四肢の合併症や感染症などです．さまざまな合併症を予防し，また合併症のそれぞれの原因・病態に応じて，適切な薬剤の投与，手術あるいは透析方法の工夫などを行って治療します．

このとき，食事療法がとくに関係するものとして，水や食塩のとりすぎがあり，過剰になると高血圧，心肥大や心機能低下，脳卒中などを引き起こします．

カリウムの摂取過剰があると高カリウム血症から不整脈を引き起こし，その程度によっては時に致死性の不整脈になります．

リンのコントロール不良では骨異常や血管石灰化をきたし，骨折や心筋梗塞，脳卒中の原因となります．

エネルギーやたんぱく質の摂取不足があると低栄養になり，予後不良となります．

このように，食事療法を適切に行うことはさまざまな合併症を防止し，安定した良好な血液透析を行い，良い成績を得るためにきわめて大切です．

24 血液透析の管理の重要性

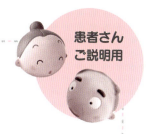
患者さん
ご説明用

図1は血液透析の仕組みを示しますが，近年，透析機器，薬剤および技術の進歩により，かなり有効で安定した血液透析が行われるようになってきています．それでも透析実施中にさまざまな症状が出現したり，長期透析中にいろいろな合併症を引き起こして安定した透析が困難になることがあります．

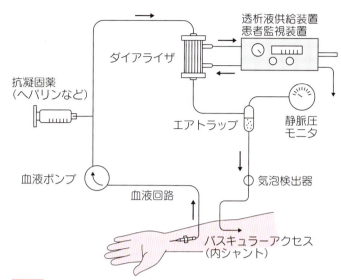

図1 血液透析の仕組み

透析実施中に出現する症状と対処

症状としては，時に血圧の低下，不均衡症候群，不整脈，発熱，意識障害，胸痛，腹痛，呼吸困難，吐血・下血，悪心・嘔吐，こむらがえりなどがみられます．それぞれを引き起こした原因を明らかにして対処します．

これらのなかで食事にとくに関係するのが，透析実施中の血圧の低下です．透析と透析の間に大量の水や食塩を摂取すると，体内に貯留し体重が増えます．この水や食塩を透析中に速やかに除去しようとすれば，体内の血液量が急に減少して血圧が低下し，透析実施を続けることができなくなります．

このとき，各種の薬剤服用や，注射，また透析方法を工夫して血圧の低下の予防や治療を行いますが，重要なことは，その前に適切な水分と食塩の摂取を行ってドライウエイトをコントロールし，症状の出現を阻止することです．

長期透析中に出現するいろいろな合併症

長期透析中にさまざまな合併症が出現して透析療法が困難になることがあります．循環器系，呼吸器系，神経系，造血器系，消化器系，内分泌・代謝系，骨・関節系，四肢の合併症や感染症など実に多彩な異常（合併症）が生じます．

これらについては原因もかなり明らかになってきており，予防法や治療法が進歩してきていますが，高齢化と長期間にわたる治療なども関係し，解決できないことが少なくありません．

このとき，食事にとくに関係するものとして水・食塩の摂取過剰があり，高血圧，心疾患（心肥大，心機能低下），脳卒中を引き起こします．

カリウムの過剰摂取は高カリウム血症から不整脈の原因となります．

リンのコントロール不良は骨異常や血管石灰化をきたし，骨折や心筋梗塞，脳卒中の原因となります．

エネルギー，たんぱく質の摂取不足は低栄養を引き起こし，予後を不良にします．

このように，これらの食事や栄養素のコントロールはいずれも血液透析管理上，重要なことです．

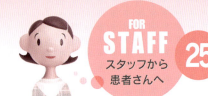

25 血液透析の食事療法基準

患者さんへの説明のポイント

- たんぱく質コントロールが緩やかになり，新たに水分コントロールが加わるなど，透析前の食事療法と異なる点を食事療法基準から把握してもらいましょう．
- 食事療法は合併症の発症を予防し，長期に安定した透析生活を送るうえで重要なことを説明しましょう．
- 水分，食塩の摂取コントロールによる体液量の管理がとくに重要なことを説明しましょう．
- カリウムやリンを含むたんぱく質摂取量が増加するため，カリウムやリンの摂取量を少なく抑えられる食品選択や下処理の方法をアドバイスしましょう．

血液透析の食事療法の必要性

■エネルギー

p.40の**表9-1**のエネルギーは，「日本人の食事摂取基準2015年版」の参照体重をもとに改変した年齢，性別，身体活動レベル別の推定エネルギー必要量です．これから，さらに個々の活動量や肥満などの合併症を考慮して，エネルギー量が決定されます（☞ p.40）．

透析期前の食事療法と異なり，たんぱく質コントロールが緩和されるため，比較的エネルギーは充足しやすくなります．安定した血液透析の継続には，適正なエネルギー量を確保することが大切です．

エネルギー摂取量が適正かどうかを評価する際，次回透析まで水分が体内に貯留し，体重増加として現れるため，体重の増減だけでは評価できません．体たんぱく量や体脂肪量などの身体構成成分貯蔵量の推測がとくに必要です．現在では，栄養状態やエネルギー摂取の過不足の評価に，生体インピーダンス法（☞ p.20）が多く用いられています．

■たんぱく質

透析によってたんぱく質の代謝産物が除去できるため，透析期のたんぱく質は透析前より緩和されます．体力や生活の質（QOL）を維持するため，アミノ酸スコアが高い魚，肉，卵，豆製品を食生活に取り入れましょう．

適正なたんぱく質摂取量になっているかどうかは，透析前後の血中尿素窒素やドライウエイト（DW），透析時間などから算出される標準化されたたんぱく異化率（nPCR）により推定することができます．

たんぱく質摂取量の評価
nPCR：1.0〜1.2 g/kg/日（良好）

■食塩

透析患者さんの心筋梗塞や脳卒中の発生率は高めです．血圧を良好に維持し，発生リスクを軽減させるため，食塩コントロールは大変重要です．とくに血圧に大きな影響を与える透析間体重増加量は，食塩摂取量が多くなると適正内にコントロールしにくくなります．

推定食塩摂取量（g/日）
[次回開始時血清ナトリウム値（mEq/l）×次回開始時体重（kg）−透析終了時血清ナトリウム値（mEq/l）×透析終了時体重（kg）−（男性：0.4，女性：0.45）×DW×（次回開始時血清ナトリウム値（mEq/l）−透析終了時血清ナトリウム値（mEq/l））/51]

収縮期血圧/拡張期血圧（降圧目標値）：
週初めの透析前血圧＜140/90 mmHg

■水分

正常な腎臓は余分な水分を尿として排泄する働きがあります．透析が開始されると腎機能は廃絶し，水分をほとんど排泄できず，それが体重増加として現れます．

透析間体重増加量が増えると心臓に負担をかけ，不整脈が起こりやすくなったり，短時間で過度な除水が続くと循環血液量の減少による血圧低下が起こりやすくなります．血液透析療法においては，透析間体重増加量の管理，すなわち水分管理が重要な鍵を握っています．

飲水（服薬の水，食事後のお茶，嗜好品の飲み物）は，主治医から指示されます．指示量内でコントロールするように説明しましょう．また，食事にも水分は含まれています．水分の多い食事に偏らないことも必要なことを説明しましょう（☞ p.76）．

■カリウムとリン

無尿の血液透析患者さんの場合，摂取したカリウムは次回の透析までたまる一方です．高カリウム血症はときに致死的な症状をきたします．保存期と比べ，たんぱく質摂取量が増えた血液透析時の食事では，カリウムとリン摂取量が多くならないように，とくに注意が必要なことを伝えます．カリウムやリンの摂取量を少なく抑えられる食品選択や下処理方法を説明しましょう．

25 血液透析の食事療法基準

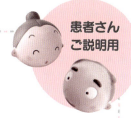
患者さん
ご説明用

血液透析療法を行うようになると，たんぱく質のコントロールが緩和されたり，新たに水分コントロールが加わるなど，これまでの食事療法と大きく異なる点があります．
良好な栄養状態や体力を維持し，合併症を予防しながら安定した透析療法を長期に続けるためには，食事療法がとても重要です．成人の食事療法の基準を表1に示します．

表1 血液透析療法における食事療法の基準

エネルギー (kcal/kg 体重/日)	たんぱく質 (g/kg 体重/日)	食塩 (g/日)	水分	カリウム (mg/日)	リン (mg/日)
30〜35[注1,2]	0.9〜1.2[注1]	<6[注3]	できるだけ少なく	≦2,000	≦たんぱく質(g)×15

[注1] 体重は基本的に標準体重（BMI 22）を用いる．
[注2] 性別，年齢，合併症，身体活動度により異なる．
[注3] 尿量，身体活動度，体格，栄養状態，透析間体重増加を考慮して適宜調整する．

（日本腎臓学会編：慢性腎臓病に対する食事療法基準 2014 年版より）

食事療法のポイント

● 適正量のエネルギー，たんぱく質の確保
年齢，体格や運動量，肥満や糖尿病などの合併症を考慮して，エネルギー量が決定されます．透析によってたんぱく質の代謝産物が除去できるため，たんぱく質コントロールが緩和されます．

● 水分，食塩のコントロール
高血圧や透析間の過度な体液貯留を防ぐために，水分と1日6g未満の食塩コントロールが必要です．1日の飲水（服薬時の水分やお茶などの水分）は主治医から指示されます．また，水分コントロールを成功させるためには，食事に含まれる水分にも配慮が必要です．

● カリウム，リンのコントロール
カリウムとリンはたんぱく質摂取の増加にともなって摂取量が増えます．高カリウム血症の脱力感，倦怠感，不整脈，また高リン血症から起こる骨・ミネラル代謝異常を予防することがとても大切になります．
カリウムやリンを極端に多く含む食品摂取は控えめにしましょう．

あなたの食事療法は？
主治医や管理栄養士に食事の量を確認しましょう．

現在のステージ：ステージ G5D：透析期

エネルギー	:	kcal •—□ kcal × □ kg[※1]
たんぱく質	:	g •—□ g × □ kg[※1]
食塩	:	g
水分（食事外）	:	ml •—□ ml × □ kg[※2]
カリウム	:	mg
リン	:	mg

[※1] 標準体重(kg)：身長(m)×身長(m)×22
[※2] ドライウエイト(DW)(kg)：透析後の体内に余分な水がない状態の体重．

合併症や透析方法，透析頻度によって食事の内容が変わることがあります．

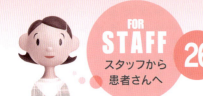

26 血液透析の食事療法のポイント

患者さんへの説明のポイント

- 透析導入によって食事療法が大きく変わります．その変更にうまく順応できるように指導しましょう．
- 栄養不良を起こさないように適正なエネルギーとたんぱく質量を確保してもらいましょう．
- 透析間に体液貯留を起こさないように水分と食塩コントロールが必要なことを説明しましょう．
- 透析導入前の食事療法と比べて摂取可能なたんぱく質量が増え，それにともないカリウムやリンの摂取量も増加します．適正な血中カリウム値やリン値が維持できるように，食事での注意点や工夫点を指導しましょう．

血液透析によって，蓄積した尿毒症性物質の除去や水分量，電解質の調整がされるようになるため，従来の食事療法と変わる点がいくつかあります．透析導入前の食事療法との違いを明確に理解してもらうように説明しましょう．

また，患者さんの中には透析をすれば食事制限はまったくなくなると思っている人がいます．透析療法でも腎臓の機能を100％代替できないため，食事療法が重要なことを理解してもらいましょう．

適正なたんぱく質とエネルギー

たんぱく質：血液透析によって血中のアミノ酸やたんぱく質が失われます．血液透析では低栄養が予後不良の大きな要因となります．透析導入前のたんぱく質コントロールからうまく切り替えができず，たんぱく質摂取不足になる患者さんがいるので，必要量が変わることを説明し，たんぱく質が不足しないように注意しましょう．

ただし，必要以上のたんぱく質摂取は窒素化合物を多く産生し，透析時間の延長だけではなく，高カリウム血症や高リン血症の原因になります．**表26-1**の値を参考に，各種血液データから，たんぱく質摂取量の評価と調整ができるように説明しましょう．

表 26-1　各種血液データ（基準値）

血中尿素窒素（BUN）	70〜90 mg/dl
アルブミン（Alb）	4.0〜5.0 g/dl
ヘモグロビン（Hb）	10〜12 g/dl
ヘマトクリット（Ht）	30.0〜33.0％
［動脈硬化が進んでおらず，活動的で比較的若い人］	33.0〜36.0％

たんぱく質はいろいろな食品に含まれていますが，毎食，アミノ酸スコアの高い動物性食品や豆製品で，主菜一皿程度の量の摂取が目安になります．

エネルギー：たんぱく質コントロールがなくなるため，極端な工夫をしなくても，1日に必要なエネルギーの充足はしやすくなることを伝えましょう．ただし，体たんぱく質の異化を防ぎ，良好な栄養状態を維持するためには，必要なエネルギーの確保は大切です．1日3食，欠食せず，油を使用した料理も適宜，組み合わせてもらいましょう．

水分と食塩のコントロール

体液量が過剰になると透析間の体重増加量として現れます．体重増加量を適正内にするためには食塩と水分のコントロールが重要です．ちなみに，生体には血液中のナトリウム濃度を一定に保つ機能があり，7〜8gの食塩を摂取すると1リットルの水を体内にためます．

水分：透析間に体内に水分が多くたまると血液の循環量が増加し，心臓などに負担をかけます．そのため，透析の際に除水量を増やすことになりますが，結果として透析中に血圧が急激に低下したりして除水しきれなくなります．そのため，飲水と食事中の水分の両方をできるだけ控え，透析間の体重増加を少なくします（☞ p.76）．

食塩：1日6g未満を目安にします（☞ p.34, 97）．

カリウムとリンのコントロール

カリウムやリンをコントロールするうえで避けてもらいたい食品を理解してもらいましょう．また，摂取量を調整できるように食品に含まれるカリウム，リン量の情報を提供しましょう（☞ p.98, 99）．

ただし，血清カリウム値や血清リン値が低めの場合，体重増加量をコントロールするために欠食したり，食事内容が偏っている場合があります．正しい自己管理の仕方を習得してもらいましょう．

カリウム，リン：p.46, 48, 52を参考にアドバイスしましょう．リン吸着薬が処方されている場合には，指示どおりに服薬できているか確認しましょう．

血清カリウム値（推奨値）：4.0〜5.4 mEq/l
血清リン値（基準値）：3.5〜6.0 mg/dl

26 血液透析の食事療法のポイント

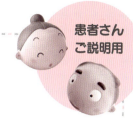
患者さん
ご説明用

血液透析療法は日々進歩していますが，腎臓の機能を100％代替することはできません．これから長期間，体調を良好に保ち安定した透析を続けていくためには，水分，食塩，カリウム，リンのコントロールと，適切なたんぱく質とエネルギー確保がとても重要になります．

適正なたんぱく質とエネルギー

血液透析ではしばしば低栄養（体重や筋肉量の低下）が問題になります．低栄養になると体力や免疫力が低下し，合併症を引き起こしやすくなります．良好な栄養状態を保つことは安定した透析生活の土台となります．

透析導入前の食事療法では厳しいたんぱく質コントロールがありましたが，血液透析によって尿毒症性物質（たんぱく質の分解物）を機械的に取り除くため，たんぱく質コントロールは緩和されます．

たんぱく質とエネルギーの確保のため，毎食，良質なたんぱく質を含むアミノ酸スコアの高い動物性食品や大豆製品を主菜一皿程度の量を利用する，欠食することなく1日3回食事をとる，油を使用した料理を適宜組み合わせましょう．

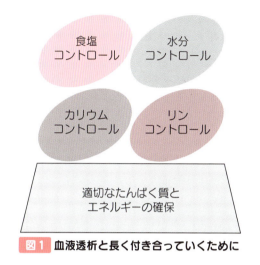

図1 血液透析と長く付き合っていくために

水分と食塩のコントロール

血液透析は通常，週に3回程度しか行わないため，透析間に摂取した水分は体内にたまります．体液量が過剰になると血圧が上昇し，動脈硬化や心血管障害を進展させます．透析間の体重増加量を適正内に維持するため，飲水（服薬時の水や嗜好品のお茶など）や食事の水分量のコントロールが必要になります．

また，食塩をとりすぎると喉が渇いて水分摂取量が多くなり，体内に水がたまりやすい状態になるため，食塩コントロールを行うことが大切になります．1日6g未満を目安に食塩をコントロールしましょう．

カリウム，リンのコントロール

カリウムとリンは，たんぱく質を多く含む食品に多い傾向があります．そのためたんぱく質のコントロールが緩和され，たんぱく質摂取量が多くなると，カリウムやリンの摂取量も多くなってしまいます．高カリウム血症や高リン血症を防ぐためにカリウムやリンの含有量が高い食品を知り，摂取量をコントロールしましょう．

表1 注意すべき主な食品

カリウム	リン
・精製度の低い穀類（五穀米，ライ麦パンなど）	・各種肉のレバー
・いも類（1日1回，小鉢程度までに）	・魚の肝臓や内臓
・緑黄色野菜（下処理でカリウムを減らす）	・骨や殻ごと食べる魚介類（ししゃも，干し桜えび）
・海藻類（少量でも多く，昆布だしも多い）	・鶏卵（とくに卵黄），魚卵（たらこ，イクラなど）
・菓子類（チョコレート，黒かりんとうなど）	・牛乳，乳製品（チーズなど）
・嗜好飲料（野菜や果汁飲料，ココア）	・堅実類（アーモンド，ピスタチオ）

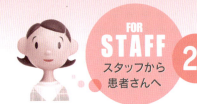

27 水分コントロールの方法

患者さんへの説明のポイント

- 患者さんが水分コントロールの良否を確認できるように，透析間の体重増加の許容量を示しましょう．
- 飲水が水分コントロールの鍵を握ることを説明し，不規則に飲む習慣は避けるように指導しましょう．
- 食事に含まれる水分は把握しづらいので，水分を多く含む料理例について説明しましょう．
- 水分コントロールには，食塩コントロールも重要なことを説明しましょう．

透析間の体重増加を抑えることは，血圧上昇や心不全，肺水腫を防ぎ，良好な透析を続けていくうえで重要です．

また余分な水分を除去するために透析による除水量を増やす必要が生じ，その結果，血圧が低下して透析続行が困難となります．患者さんに合った水分コントロールのコツをつかんでもらいましょう．

 ## 体重チェック

一般的な水分出納は**表 27-1** に示すとおりです．腎臓の機能が廃絶した透析期ではほとんど無尿の患者さんが多くなり，この差が透析間の体重増加で現れます．

表 27-1 水分出納

プラス（＋）の水分	マイナス（－）の水分
飲水 食事に含まれる水分 代謝水（300 ml）	尿 便（200 ml） 不感蒸泄（900 ml）

1日1回，おおよその時間を決めて体重測定を行い，体重増加量から水分摂取の評価をするように説明しましょう．通常，1週間の平均体重増加の許容量はドライウエイト（DW）をもとに算出し，DW の 5％以内 とされています．

1日体重増加の許容量（kg）の求め方
　DW（kg）×5％×1週間の透析回数（回）÷7日（1週間）
　例）DW 50 kg，週3回透析の患者さんの場合
　　50×0.05×3÷7＝1.0（kg）
　　中1日の許容量：1.0 kg×2日＝2.0 kg 以内
　　中2日の許容量：1.0 kg×3日＝3.0 kg 以内

 ## 水分コントロール

表 27-1 に示すように体外から体内に取り込まれる水分は，飲水と食事に含まれる水分の2つです．

■飲水のコントロール

一般的な1日の飲水量の目安は 15（ml）× DW（kg）＋ 1日の尿量（ml）で，主治医から1日の飲水量が指示されます．飲水は，目に見えて摂取量を管理しやすい水分で，水分コントロールの鍵を握ります．水分を不規則に飲む習慣は避けるように指導しましょう．

いつも使うコップの容量を知る：患者さんが使用するコップの容量をあらかじめ確認してもらいましょう．ペットボトルを利用するのもおすすめです．

温冷をはっきりさせる：熱いお茶にしたり，氷を活用したりすると少量ですむ患者さんが多いようです．

その他：甘いものを食べた後には喉が渇きやすいので，間食のとり方にも注意するように説明しましょう．

■食事に含まれる水分のコントロール

食品や料理に含まれる水分のことです．飲水と異なり自覚しづらいので注意が必要です．

水分の多い料理を知る：汁物や麺類，カレー，茶碗蒸し，鍋物，おでんなどは水分が多い料理です．水分が多い料理は1日1回までにするようにアドバイスしましょう．

食品100 g に含まれる水分の理解：ご飯 60 ml，全粥 83 ml，パン類 35 ml，麺類 75 ml，肉類 70 ml，魚類 70 ml，卵類 75 ml，牛乳 85 ml，野菜類 90 ml，果物類 90 ml 程度です．

高齢者の場合：残存歯が減り，柔らかく，水分含有量が多い食事を好むようになります．

その他：食事での水分が多くなった場合，飲水を控えるなど，水分の全体量で管理する方法も説明しましょう．

 ## 食塩コントロール

食塩摂取が多いと喉が渇き，生理作用で水分をとりたくなります．飲水のコントロールを成功させるには，食塩コントロールが重要です．

 ## 栄養障害にも配慮を

体重増加量が許容量を超えると，欠食してでも帳尻を合せようとする患者さんがいます．その結果，栄養不足が慢性的に続くことになり，体力減退や栄養障害の発生頻度が高まります．水分が少ない食事を1日3回，必ず食べるように説明しましょう．

27 水分コントロールの方法

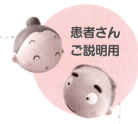
患者さんご説明用

健康な腎臓は，過剰な水分は尿として体外に排泄して，体内の水分量が一定になるように調節します．しかし，腎機能がほぼ廃絶して透析治療が必要になると，摂取した水分は体内にたまり，透析によって除水して調節します．また，生体には血液中のナトリウム濃度を一定に保つ機能があり，摂取する食塩量が増えると水分を体内にため込みます．次の透析までの間に，体内の水分が過剰になると血圧の上昇や心不全，肺水腫の原因になります．透析間の体内水分を適正にコントロールするためには，摂取水分と食塩のコントロールが必要です．

体重チェック

透析間の体内の水分量は**体重増加**として現れます．1日1回は体重を測定し，体内の水分が許容量内に収まっているかを確認しましょう．体重増加の許容量は，主治医から指示されます．**表1**に，中1日，中2日での体重増加の許容量を記載しましょう．

表1 透析間体重増加許容量

中1日	中2日
kg	kg

水分コントロール

透析間の体重増加率を適正にコントロールするためには，体内に入る水分コントロールが必要です．体内に入る水分は，**飲水**と**食事に含まれる水分**の2つからなります．それぞれを上手にコントロールするコツを理解し，食生活に反映させましょう（**表2**）．

表2 水分のコントロール

飲水	食事に含まれる水分
飲水は，摂取量が目に見えるので管理しやすい水分です．主治医から指示された1日の飲水を守りましょう． ●**いつも使うコップの容量を知る**：使用するコップの容量を把握し，何杯までと決めておきましょう．ペットボトルを利用するのもよいでしょう． ●**温冷をはっきりさせる**：極端に熱い，冷たいにすると，少量の水分でがまんできるようになります． 食事の水分が多くなった場合，飲水を控えるなど，体内に入る水分の全体量で管理しましょう．	食事に含まれる水分は，正確には把握しにくく，水分が多い料理を組み合わせないようにすることが大切です． ●**水分の多い料理を知る**：汁物，カレー，シチュー，茶碗蒸し，鍋物，麺類は水分が多い料理です．水分が多い料理は1日1回までにしましょう． ●**食品に含まれる水分の理解**：主食の粥などは柔らかくなるほど水分が多く，動物性食品は重量の70〜80％が水分で，野菜や果物は重量の90％が水分です．特徴を理解すると，献立を考えるときに役立ちます．

食塩コントロール

食塩をとりすぎると喉が渇き，飲水量が多くなってしまいます．また，食塩が体内に多くなると水分もたまりやすくなります．水分コントロールの成功には食塩コントロールが必須です．食塩は**1日6g未満**でコントロールしましょう．

- **料理は薄味**：香辛料や酸味，うまみを利用して薄味料理にしましょう．
- **漬物，つくだ煮は控える**：食塩を多く含む食品は控えましょう．
- **食塩を含む加工食品の利用は少なめに**：練り製品や干物などは，使用頻度と量を少なめにしましょう．
- **汁物は1日1回まで**：汁物，麺類など汁が多い料理は1日1回までにしましょう．
- **食塩量の確認と計量の習慣**：調味料や食品に含まれる食塩量を確認する習慣，計量して用いる習慣をつけましょう．

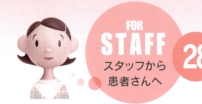

28 腹膜透析の管理の重要性

患者さんへの説明のポイント

- 腹膜透析の患者さんでは，食事によるエネルギーに加えて，透析液から吸収されたブドウ糖のエネルギーも考慮する必要があります．
- 腹膜透析の患者さんにおいても，高頻度に栄養障害を認めます．その原因の1つとして，透析液へのたんぱく質の喪失が考えられますが，たんぱく質を過剰に摂取する必要はありません．
- 腹膜透析の患者さんでは，体液過剰のことが比較的多く，食塩と水分のコントロールは重要です．

エネルギーの摂取量

連続携行式腹膜透析（CAPD）では，透析液に浸透圧物質としてブドウ糖が使用されているため，食事によるエネルギーに加え，透析液から吸収されたブドウ糖のエネルギーも考慮しなければなりません．2009年の日本透析医学会のガイドラインでは，透析液からのブドウ糖の吸収は，透析液のブドウ糖濃度，透析液の使用量，貯留時間，腹膜機能などの影響を受け，2リットルの4時間貯留とすれば，1.5％ブドウ糖濃度の透析液であれば約70 kcal，2.5％であれば約120 kcal，4.25％であれば約220 kcal 吸収されるとしています．

食事摂取と腹膜吸収のエネルギーを合わせた総エネルギー量は，30～35 kcal/kg 標準体重/日（慢性腎臓病に対する食事療法基準2014年版）とし，糖尿病の患者さんも同等と考えられています（糖尿病治療ガイド2014-2015）．いずれにしても，年齢，性別，身体活動度を考慮し，個々に適切と考えられるエネルギー量を設定し，その後の栄養状態の変化に注意して指導していくべきと考えられます．

たんぱく質の摂取量

CAPD患者さんでは，たんぱく質が透析液中へと失われるため，以前はたんぱく質の摂取量を多くすることがすすめられていました．しかし，たんぱく質の摂取量は多くなくても，エネルギー摂取量が適切であれば栄養状態の悪化を認めないと考えられるようになってきています．たんぱく質の摂取量が多すぎると，むしろ高リン血症のリスクが高まることや，残存腎機能にも悪影響を及ぼす可能性があることが指摘されています．

CAPDと栄養障害

血液透析の患者さんでは，栄養障害を高い割合で認めますが，CAPD患者さんにおいても同様に，高い割合で栄養障害を認めます．その原因としては，透析液へのたんぱく質の喪失と，透析液からブドウ糖を吸収するこ

表28-1 CAPDおける栄養障害の原因

- 尿毒症症状としての食欲の低下
- 代謝性アシドーシス
- 食欲低下作用を有するサイトカイン（TNF-α，IL-6など）の上昇
- たんぱく質やアミノ酸の代謝異常
- 内分泌（インスリン，グルカゴンなど）異常
- 慢性炎症
- アミノ酸や水溶性ビタミンの透析液への喪失
- たんぱく質の透析液への喪失
- 透析液からのブドウ糖吸収による血糖上昇
- 透析液貯留による腹満感
- 繰り返す腹膜炎

とによる食欲低下や，透析液貯留による腹満感など（**表28-1**）が考えられています．また，この栄養障害が合併症の発症や生命予後と関連しています．

食塩と水分のコントロール

CAPD患者さんでは，体液過剰が比較的多いとされています．体液過剰は，心血管系合併症の発症リスクであるとともに，たんぱく質の摂取不足を引き起こし，栄養障害の原因ともなります．このため，CAPD患者さんに対する食塩と水分摂取の指導は重要となってきます．

血糖のコントロール

糖尿病のCAPD患者さんにおいても，血糖コントロールがうまくいかないと，生命予後が不良であることが知られており，やはり血糖を良好にコントロールすることが重要です．しかし，CAPD患者さんでは透析液からブドウ糖を吸収することや，腹膜を介して血中のインスリンが失われるなどの問題があります．CAPDを導入した糖尿病の患者さんでは，1日に1回以上2.5％ブドウ糖濃度の透析液を使用した場合，インスリン使用量が増加したという報告もあります．なお，ブドウ糖に代わる浸透圧物質としてグルコースポリマー（イコデキストリン）があります．イコデキストリンは，糖代謝や脂質代謝への影響は少ないと考えられており，糖尿病のCAPD患者さんにも有用であるとされています．

28 腹膜透析の管理の重要性

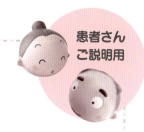
患者さん
ご説明用

透析液から吸収されるエネルギー量も考慮する

腹膜透析（CAPD）の透析液には，高濃度のブドウ糖が含まれています．そのわけは，ブドウ糖の浸透圧によって除水を行うためです．このため，CAPD 患者さんの摂取エネルギー量を考える場合，食事によるエネルギーに加えて，透析液から吸収されたブドウ糖のエネルギーも考えなければなりません．

透析液にたんぱく質が失われる

CAPD 患者さんでは，アミノ酸などに加えてたんぱく質も透析液の中へと失われます．しかし，これを補う目的で，たんぱく質を無理して多く摂取する必要はありません．むしろ，たんぱく質をとりすぎると，血中リン値が上昇したり，残っている腎臓（残存腎）の働きに悪影響を及ぼす可能性があります．

栄養障害に注意する

CAPD 患者さんにおいても，血液透析の患者さんと同様，高い割合で栄養障害を認めます．CAPD 患者さんにみられる栄養障害の原因としては，透析液へのたんぱく質の喪失，透析液からのブドウ糖吸収による食欲低下，透析液貯留による腹満感などが考えられます．また，この栄養障害が，CAPD 患者さんの合併症の発症や生命予後と関連することも，血液透析患者さんの場合と同様です．

食塩のコントロールはとても大切

CAPD 患者さんでは，体液が過剰である割合が比較的高いとされています．体液が過剰であると，心血管系の病気を合併したり，たんぱく質の摂取不足による栄養障害の原因ともなります．食塩をとりすぎると，どうしてものどが渇き水分を多く飲んでしまいます．そうすると，体液が過剰となって浮腫（むくみ）などが出てきます．そこで濃い透析液を使用すると除水能が低下するため，結局，体液の過剰につながるといった悪循環に陥ってしまいます（図1）．このため，CAPD 患者さんでは，とくに食塩のコントロールは大切となってきます．

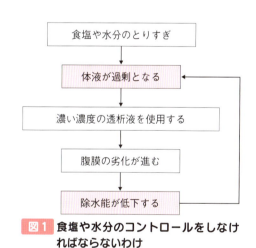

図1 食塩や水分のコントロールをしなければならないわけ

血糖コントロールはやはり重要

糖尿病の血液透析患者さんと同様に，糖尿病の CAPD 患者さんにおいても，血糖コントロールが悪いと，生命予後が悪いことが知られています．このため，糖尿病患者さんでは，血糖を良好にコントロールする必要があります．しかし，CAPD 患者さんでは，透析液からブドウ糖を吸収することや，腹膜を介して血中のインスリンが失われるなどの問題があります．このため，とくにインスリン療法を行っている患者さんは，主治医とよく相談することが大切です．

29 腹膜透析の食事療法基準

患者さんへの説明のポイント

- 腹膜透析前や血液透析の食事療法と異なる点を，食事療法基準から把握してもらいましょう．
- ブドウ糖吸収エネルギーと，食事でのエネルギー管理の関係を理解してもらいましょう．
- 適正量のたんぱく質を摂取し，良好な栄養状態を保つように指導しましょう．
- 体液量のコントロールに，水分と食塩のコントロールが必要なことを説明しましょう．
- カリウムコントロールが不要な場合が多いことや，摂取リンが増加しやすいことを説明しましょう．

腹膜透析の食事療法基準のポイント

■エネルギー

☞p.40の**表9-1**のエネルギーは，「日本人の食事摂取基準2015年版」より改変した数値です．個々の推定エネルギー必要量はp.40を参照して決定します．

ただし，腹膜透析液にはブドウ糖が含まれるため，食事で摂取するエネルギーは，腹膜から吸収されるエネルギー分を差し引き算出します．

●食事から摂取するエネルギー量

＝1日の必要エネルギー－腹膜からの吸収エネルギー

腹膜から吸収されるエネルギーは，ブドウ糖濃度，貯留時間，腹膜機能で異なります．患者さんの使用透析液を確認し，食事から炭水化物エネルギーをどのくらい減らすかを具体的に示しましょう（☞p.78）．

●炭水化物摂取の配慮

単糖類のブドウ糖が直接，体内に吸収されるので，食事からの炭水化物エネルギー比率を40～50％になるようにします．また，単純糖質の摂取はできるだけ控えましょう（☞p.82）．

炭水化物エネルギー比率（％）
　＝1日の炭水化物（g）×4（kcal：炭水化物1gのエネルギー量）÷1日総エネルギー（kcal）×100

●脂質摂取の配慮

動脈硬化性疾患の発症を予防するために血中脂質のコントロールは重要です．動物性食品に多い飽和脂肪酸を減らし，脂質エネルギー比率を20～25％以内でコントロールします．

脂質エネルギー比率（％）
　＝1日の脂質（g）×9（kcal：脂質1gのエネルギー量）÷1日総エネルギー（kcal）×100

■たんぱく質

腹膜透析前の摂取量と大きな差があります．しっかりと説明を行い，適正なたんぱく質量を確保してもらいましょう．一般的には，含まれるエネルギーの割には，たんぱく質が多い食品を選びます．p.96の**図1**を参考にアドバイスしましょう．高齢者ではたんぱく質の摂取が不足しがちです．不足によって低栄養（栄養不良）状態に陥らないように注意してもらいましょう．

たんぱく質摂取量が増えるため，リン摂取も多くなりがちです．リンが多い食品は控えてもらいましょう（☞p.52）．

■食塩と水分

ナトリウムは尿100ml中にNaCl量として約0.5g，除水100ml中に約0.75g含まれています．計画的な腹膜透析導入例では，残腎機能の影響で尿量を保ちやすく，腹膜透析開始時には以前の食事療法よりも食塩コントロールは緩和されますが，成人男性では8g未満／日，女性では7g未満／日にします（コントロールの方法はp.34～37, 97）．尿量が低下すると食塩コントロールが厳しくなります．

水分は，尿や透析によって除水された分だけ摂取できます．尿量の低下にともなって水分管理も厳しくなります．排泄量を上回る水分を摂取すると体液過剰状態となり，高血圧や心血管疾患，栄養障害の原因になります．

■カリウムとリン

腹膜透析液にはカリウムが含まれていないため，通常カリウムコントロールは不要です．ただし，さまざまな原因で血清カリウム値が高くなった場合は，コントロールするように指導しましょう（☞p.46）．

また，腹膜透析は血液透析よりもリン除去能が低く，さらにリンの除去量は残腎機能に頼るところが大きいので，できるかぎり摂取するリンをコントロールしなければなりません．

血清カリウム値（推奨値）：4.0～5.4 mEq/l
血清リン値（基準値）：3.5～6.0 mg/dl

29 腹膜透析の食事療法基準

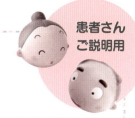
患者さん
ご説明用

腹膜透析療法を行うようになると，たんぱく質やカリウムのコントロールは緩和されますが，新たに食塩と水分コントロールが加わるなど，これまでの食事療法と大きく異なる点があります．良好な栄養状態や体力を維持し，合併症を予防しながら安定した透析療法を長期に続けるためには，食事療法がとても重要です．

表1 腹膜透析療法における食事療法の基準

エネルギー (kcal/kg体重/日)	たんぱく質 (g/kg体重/日)	食塩 (g/日)	水分 (ml/日)	カリウム (mg/日)	リン (mg/日)
30〜35[注1,2,4]	0.9〜1.2[注1]	PD除水量(l)×7.5 ＋尿量(l)×5	PD除水量 ＋尿量	制限なし[注5]	≦たんぱく質(g) ×15

[注1] 体重は基本的に標準体重(BMI 22)を用いる．
[注2] 性別，年齢，合併症，身体活動度により異なる．
[注3] 尿量，身体活動度，体格，栄養状態，透析間体重増加を考慮して適宜調整する．
[注4] 腹膜吸収ブドウ糖からのエネルギー分を差し引く．
[注5] 高カリウム血症を認める場合には血液透析同様に制限する．

(日本腎臓学会編：慢性腎臓病に対する食事療法基準2014年版より)

食事療法のポイント

● **エネルギーのコントロール**
　年齢，体格や運動量，肥満や糖尿病などの合併症を考慮し，エネルギー量が決定されます．ただし，食事で摂取するエネルギー量を計算するときは，腹膜透析液から吸収されるブドウ糖吸収エネルギーを，指示エネルギー量から差し引きます．

● **たんぱく質，リンのコントロール**
　透析によってたんぱく質の代謝産物が除去でき，また，腹膜からのたんぱく質の喪失もあるため，適正量のたんぱく質摂取が大切です．ただし，高リン血症を予防するため，リンを極端に多く含む食品摂取は控えましょう．

● **水分，食塩のコントロール**
　高血圧や過度な体液貯留を防ぐためには，飲水（服薬時の水やお茶など）と食塩コントロールが必要です．

● **カリウムのコントロール**
　通常，カリウムコントロールは不要です．エネルギーが低く，カリウムが多い海藻類や緑黄色野菜の摂取を心がけましょう．

あなたの
食事療法は？

主治医や
管理栄養士に
食事の量を確認
しましょう．

現在のステージ：ステージ G5D：透析期		
エネルギー	:	kcal
たんぱく質	:	g
食塩	:	g
水分（食事外）	:	ml
カリウム	:	mg
リン	:	mg

・ □ kcal × □ kg[※1]
・ □ g × □ kg[※1]

※1 標準体重(kg)：身長(m)×身長(m)×22

使用している腹膜透析液の
ブドウ糖濃度や量によっては，
差し引く分のエネルギー量が
異なります．

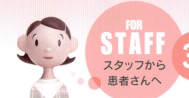

30 腹膜透析の食事療法のポイント

患者さんへの説明のポイント

- 腹膜透析以前の食事療法より，たんぱく質やカリウムのコントロールは緩やかになりますが，合併症の発症を予防し，長期に安定した透析生活を送るうえで食事療法が重要なことを説明しましょう．
- 炭水化物制限を主体に，エネルギーコントロールの仕方を具体的に説明しましょう．
- たんぱく質の充足にあたっては，エネルギーが少ない食品を選択できるようにアドバイスしましょう．
- 体液過剰にならないように，水分や食塩のコントロール方法と体重チェックについて説明しましょう．

　腹膜透析では，体液過剰とブドウ糖付加による食欲低下，たんぱく質喪失による栄養障害が問題となります．炭水化物制限によるエネルギーコントロール，食塩と水分のコントロール，適正量のたんぱく質摂取が大切です．

 ### エネルギーのコントロール

　炭水化物の過剰摂取は肥満や脂質代謝異常を招き，心血管疾患の原因にもなります．腹膜透析液にはブドウ糖（1 g で 4 kcal）が含まれ，そのまま糖質として体内に吸収されます．そのため，食事から炭水化物を減らし，糖質の種類にも配慮します．

　一方，透析液の貯留による腹部膨満感などから食欲が低下することもあります．低栄養状態の予防に，適切な量のエネルギーは必要です．

間食は控える：ブドウ糖吸収分のエネルギー調整は，最優先として単純糖質を多く含む菓子やジュースなどの間食のエネルギーを控えることで行いましょう．

味つけの砂糖，みりんにも注意：肉じゃが，すき焼きなど，甘辛い料理に偏らないようにしましょう．また，低エネルギー甘味料が多く市販されているので，それを用いると料理の種類が多くなり，バラエティに富む食生活を支えます．必要に応じて紹介しましょう．

主食のとりすぎに注意：ご飯やパンなどの主食の食べすぎは厳禁です．バランスのよい食事に心がけます．

糖質の豆知識：糖質は単糖類，二糖類，多糖類に大別できます．果物に含まれる果糖は単糖類です．砂糖やシロップは二糖類，ご飯やパンに多いのが多糖類です．多糖類は，消化酵素で麦芽糖などに分解された後，単糖類のブドウ糖まで分解されます．砂糖は単糖類のブドウ糖と果糖が結合したものです．果糖の約 10% はブドウ糖に変換され，体内に吸収されます（**表 30-1**）．

油脂のコントロール：油脂は 1 g で 9 kcal とエネルギーが高く，エネルギーコントロール食では摂取量に注意が必要です．油脂の摂取を抑えるための調理法や食品の選び方）を指導しましょう（☞ p. 42）．

 ### たんぱく質とリンのコントロール

　腹膜透析では血中のたんぱく質が 10 g/日程度喪失されます．必要量のたんぱく質が摂取できなければ低たんぱく血症を呈しやすくなります．アミノ酸スコアが高い動物性食品と豆・豆製品を主菜として用いると適正量のたんぱく質を確保しやすくなります．また，エネルギーが少なめのたんぱく質食品の選び方も説明しましょう（☞ p. 96）．ただし，たんぱく質の過剰摂取は高リン血症の原因になります．リンコントロールの方法をアドバイスしましょう（☞ p. 52）．

 ### 水分と食塩のコントロール

　腹膜透析において体液過剰状態では栄養障害を引き起こします．

飲水：血液透析よりは水分コントロールは緩やかなので，まずは飲水量で調整しましょう（☞ p. 76）．

食塩：体液量の管理に食塩コントロールは必須です（☞ p. 34）．

体重で評価：水分摂取が適正かどうかの判断には体重測定をすすめましょう．夏場では汗などの蒸発分が多い場合があります．無理な除水やコントロールを行うと脱水になり，残腎機能の低下につながります．

 ### 低カリウム血症に注意

　腹膜透析ではカリウムが効率よく除去され，カリウムコントロールがほとんど必要なくなります．カリウムの摂取には，エネルギーが少ない海藻類や緑黄色野菜をすすめましょう．

表 30-1　糖質の分類

単糖類	ブドウ糖，果糖，ガラクトース	果物など
二糖類	麦芽糖，ショ糖，乳糖	砂糖など
多糖類	でんぷん，グリコーゲン	ご飯など

30 腹膜透析の食事療法のポイント

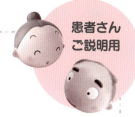
患者さん
ご説明用

腹膜透析では透析導入前や血液透析に比べて食事制限が緩和されます．しかし，腹膜透析によって腎臓の機能が100％代替されるわけではありません．エネルギー，食塩，水分，リンコントロールと適切なたんぱく質，カリウムの摂取を中心とした食事療法が必要です．

エネルギーのコントロール

　腹膜透析では，透析液中のブドウ糖が1日に100 g（400 kcal）程度，体内に吸収されます．ブドウ糖などの糖質をとりすぎると肥満や中性脂肪の増加が引き起こされます．そのため，食事から，主に炭水化物を減らして摂取するエネルギーを減らします．減らすエネルギー量は，使用透析液のブドウ糖濃度と使用量で異なります．

- **間食は控える**：菓子類や甘い飲み物には糖分がたくさん含まれますので控えましょう．
- **味つけの砂糖，みりんにも注意**：料理では，砂糖，みりん，料理酒にも注意しましょう．
- **主食をとりすぎないようにする**：ご飯やパン，麺類も炭水化物を多く含みます．食べすぎないようにしましょう．
- **油脂のコントロール**：油脂はエネルギーが高く，肥満や脂質代謝異常の原因になるため，とりすぎないようにしましょう．

表1　食品のエネルギーと糖質量

食品	大福 (50 g)	どら焼き (90 g)	ショートケーキ (100 g)	コーラ (200 ml)	オレンジジュース (200 ml)	ご飯 (145 g)	食パン (60 g)
エネルギー	118 kcal	256 kcal	344 kcal	92 kcal	82 kcal	244 kcal	158 kcal
炭水化物	26.4 g	53.0 g	47.1 g	22.8 g	21.2 g	53.8 g	28.0 g

（日本食品標準成分表2015年版〈七訂〉より）

たんぱく質とリンのコントロール

　腹膜透析によってたんぱく質も一部除去されるため，たんぱく質不足にならないように指示された量を摂取しましょう．エネルギーは少なめで，たんぱく質を多く含む食品選択が必要です．肉類なら脂身が少ない種類や部位を選びましょう．また，高リン血症予防に，内臓類や魚の卵，骨ごと食する食品などリンを多く含む食品について理解し，摂取を控えましょう．

水分と食塩のコントロール

　飲水が少なすぎると脱水をきたし，多すぎると高血圧や体液量の過剰状態を引き起こします．コントロールには，尿量と透析による除水量の確認と，体重チェックが必要です．

- **飲水**：尿量と除水量を確認し，飲水量を調整しましょう．
- **食塩**：食塩をとりすぎると喉が渇いて水分摂取量が多くなり，体内に水がたまりやすい状態になります．食塩コントロールを行うことが大切です．
- **体重で評価**：汗などの蒸発分が多い場合，除水量がいつもより少なくなります．1日1回，体重を測定して体液量の貯留状態を評価し，飲水量を調整しましょう．

低カリウム血症に注意

　腹膜透析ではカリウムが効率よく除去されるため，カリウムコントロールはほとんど必要なくなります．逆に摂取量が不足して低カリウム血症を引き起こすこともありますので，注意しましょう．効果的にカリウムを補うには，エネルギーが少なくカリウムを多く含む海藻類がおすすめです．

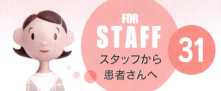

31 高齢者慢性腎臓病の管理の重要性

患者さんへの説明のポイント

- 高齢の慢性腎臓病(CKD)患者さんでは，身体および精神機能が低下してきています．しかし，その低下の程度は個人差が大きいため，各個人の状態を十分把握して指導していく必要があります．
- たんぱく質や食塩のコントロールは，高齢のCKD患者さんでも重要です．
- 高齢のCKD患者さんでは，とくに栄養障害に注意しなければなりません．栄養評価法は非高齢患者さんと同様ですが，日常生活活動度，認知症やうつなども含めた評価が必要となってきます．

高齢者CKDの特徴

高齢のCKD患者さんでは，非高齢のCKD患者さんとは違った，高齢特有の問題があります．通常，身体および精神機能は加齢とともに低下してきますが，高齢者ではその個人差が大きくなってきます．また高齢者では，長年の嗜好や習慣から，今までの食生活を変えることが困難となってきます．さらに，高齢者では理解力が低下している場合や日常生活動作(ADL)が低下している場合もあり，家族や介護者などの協力が必要となってきます．加えて，味覚や嗅覚の低下，咀嚼力の低下といった身体的問題もあります．したがって，このような高齢のCKD患者さんの状態や背景を十分に把握し，これらに配慮して食事療法を行っていかなくてはなりません．

たんぱく質とエネルギーの摂取量

高齢のCKD患者さんのたんぱく質をコントロールしたとき，腎機能障害の進行抑制にどのくらい効果があるのかどうかは十分には検討されていません．しかし，たんぱく質の過剰摂取による通常みられる障害を考えると，高齢のCKD患者さんでも，たんぱく質のコントロールは必要であると考えられます．

日本腎臓学会の「エビデンスに基づくCKD診療ガイドライン2013」では，高齢のCKD患者さんへのたんぱく質摂取制限の目安として，十分なエネルギーが摂取されている場合，0.8 g/kg体重/日を指導する，としています．

摂取エネルギー量に関しては，非高齢者と同様に厚生労働省による「日本人の食事摂取基準」を参考に，基礎代謝と身体活動度から決めることが望ましいと考えられます．通常，たんぱく質をコントロールするときには，摂取エネルギー不足による栄養障害に対して注意が必要ですが，高齢のCKD患者さんではとくに栄養状態が悪化しないかどうか注意する必要があります．表31-1に栄養障害の要因を示します．

表31-1 高齢者CKDの栄養障害の要因

・味覚・嗅覚の低下	・意欲の低下
・唾液分泌の低下	・認知症
・咀嚼力の低下	・抑うつ状態
・嚥下力の低下	・日常生活動作(ADL)の低下
・消化・吸収の低下	・経済的問題
・便秘	・薬剤の副作用

食塩のコントロール

高齢者では血圧に対する食塩の感受性が亢進しているとされているため，高齢のCKD患者さんの血圧に対する食塩のコントロールは有効と考えられています．その程度は，非高齢の患者さんと同様に，1日3g以上6g未満が推奨されています．しかし，高齢のCKD患者さんでは，急激な食塩コントロールによって脱水や高カリウム血症を引き起こしたり，減塩により食欲が低下すると栄養障害をきたすこともあり，注意が必要です．

禁煙とアルコール

喫煙はCKDのリスク要因であるため，高齢のCKD患者さんも当然，禁煙は重要であると思われます．米国の一般人を対象とした研究では，高齢になってからの禁煙でも，生命予後が改善されることが示されています．アルコールは，非高齢者と同様に適量(日本酒で1合，ビールでコップ2杯程度以下)であれば，ストレスの解消や食欲増進が期待できる場合は，許可してもよいと思われます．

栄養状態の評価

高齢のCKD患者さんでも，栄養状態が合併症の発症や生命予後と関連すると考えられるため，栄養障害をきたさないような栄養指導を行うことを心がけなければなりません．そのためには患者さんの栄養評価が重要となってきます(☞p.20)．高齢のCKD患者さんの栄養評価の方法は，非高齢の患者さんと同様と思われますが，高齢のCKD患者さんではADL，認知症やうつ，介護の状態なども含めて評価する必要があります．

31 高齢者慢性腎臓病の管理の重要性

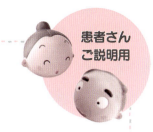
患者さんご説明用

栄養障害の有無

　最近，食欲がない，やせてきた，握力や脚の力が落ちてきたなどの症状はないでしょうか．これらの症状がある場合は，栄養障害を起こしている可能性があります．図1は，厚生労働省による「国民健康・栄養調査」の結果です．とくに，70歳以上では男女とも，やせの頻度が高くなっているのがわかります．このことからも，高齢の慢性腎臓病（CKD）患者さんでは，栄養障害の方が多いと考えられます．CKD患者さんでは，栄養障害があると，ほかのいろいろな病気にかかりやすい，病気が治りにくい，重症になりやすいなどの原因になります．

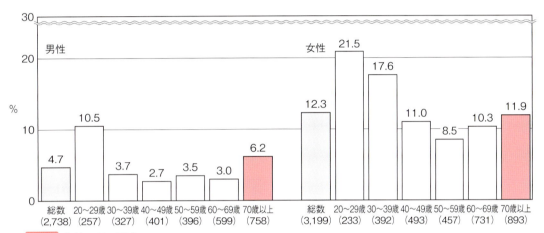

図1 やせの者の割合
厚生労働省による「国民健康・栄養調査」によると，70歳以上では男女とも，やせの頻度が高くなっているのがわかります．※妊婦は除外　　　（厚生労働省：平成25年 国民健康・栄養調査結果の概要より）

CKDの食事療法は高齢の患者さんでも同じ

　CKDの食事療法の基本は，低たんぱく食と減塩ですが，高齢のCKD患者さんでも，基本的には非高齢のCKD患者さんと同様です．しかし，高齢の患者さんでは，急に無理なたんぱく質・食塩コントロールすると，食欲低下などを引き起こし，栄養障害になってしまう可能性もあります．できる範囲で，徐々に食事療法に体を慣らしていったほうがよいでしょう．

喫煙は腎臓にもよくない

　喫煙をしている人はしていない人に比較し，心臓の病気，肺の病気，がんになりやすいことは，よく知られています．さらに喫煙は，これだけではなく，新たにたんぱく尿が出現してくる，腎臓の働きが低下してくるなどCKDのリスクであることがわかってきています．また，糖尿病の患者さんでも，喫煙していると，糖尿病性腎症の発症率が高くなるとされています．このように喫煙は腎臓にも悪影響を与えます．したがって，CKD患者さんでは，心臓の病気の予防といった面だけではなく，腎臓を守るといった面からも禁煙しなければなりません．米国の一般人を対象とした研究では，高齢になってからの禁煙でも，長生きできることが示されており，今からでも遅くありません．禁煙を実行しましょう．また，禁煙をサポートする薬剤もあるので，主治医によく相談しましょう．

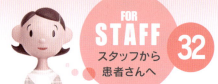

32 高齢者慢性腎臓病の食事療法のポイント

患者さんへの説明のポイント

- 食べることに関わる機能が低下するため，摂取栄養量が不足しがちになりやすいことを説明しましょう．
- 味蕾の萎縮によって味の感じ方が弱くなり，知らず知らずのうちに食塩を過剰摂取しがちです．塩味がもう少しほしいと感じるくらいの調味料の使用で十分なことを伝えましょう．
- 体内水分量や体液分布が若年者と異なるため，脱水をきたしやすくなります．水分を適宜補給するように説明しましょう．
- 患者さんの咀嚼と嚥下機能の状態に合わせた食形態を具体的にアドバイスしましょう．

低栄養に注意

高齢になれば，咀嚼・嚥下・消化吸収など食べることに関わるさまざまな機能が低下します．また，予備力も減退しますので，まずは，低栄養予防を視野に入れたサポートが大切です．

エネルギー：「日本人の食事摂取基準2015年版」に基づいて計算します．ただし高齢者においては，今までの生活習慣や合併症などから生理的年齢の差が大きくなります．活動量や身体計測結果，血液データなどから個々に適したエネルギー量を設定します．また，少量でエネルギーが高く，さまざまな栄養素が摂取できる栄養剤や食品がありますので，必要に応じて紹介しましょう．

たんぱく質：あっさりした食品や料理を好むようになったり，硬いということから肉の摂取量が減りがちです．軟らかく調理する方法などもアドバイスし，いろいろな食品を摂取してもらいましょう．

食塩：慢性腎臓病以外に生活習慣病の有病率は高齢になるほど高くなります．食塩の過剰摂取は血圧の上昇につながり，多くの病気の進行に関与します．また，味や匂いに対する感覚が鈍くなりがちで，知らず知らずのうちに食塩の過剰摂取を招いてしまいます．減塩でもおいしく食べる工夫を積極的に取り入れ，1日3g以上6g未満の食塩コントロールを継続してもらいましょう（☞ p.34）．

水分：高齢者の体内水分量は若年者よりも減少し，とくに細胞内液の減少が著明です．そのため，脱水を起こしやすくなります．汗を多くかいたときには，適宜水分を補給し，脱水を予防しましょう．

なお，水分コントロールが必要な透析患者さんの場合，主治医から指示された1日の飲水量内でコントロールしましょう（☞ p.76）．

その他：好きなもの，食べやすいものに偏る傾向があり，栄養のバランスが崩れやすくなります．毎食に主食，主菜，副菜を揃えた食事を心がけてもらいましょう．

咀嚼と飲み込みの機能をチェック

咀嚼：50歳以降から歯の欠損が増加します．また，不適合な義歯でも咀嚼力が低下します．定期的な歯科受診で，残存歯と義歯の管理を行うように説明しましょう．また，毎食後の歯磨きなどの口腔ケアについても説明しましょう．

嚥下：加齢にともない飲み込みに関わる筋力の低下や唾液分泌の低下，嚥下反射の遅延などがみられるようになります．食事中にむせたり咳が出る，食後嗄声になったり，タイミングを合わせて飲み込みを行うようになったら嚥下障害を疑います．嚥下障害は，誤嚥性肺炎を引き起こしたり，低栄養状態の引き金になります．

食形態の工夫：咀嚼力の状態に合わせ，食材を一口大やミンチ状にする，軟らかく調理するなどの調理の工夫についてアドバイスしましょう．

嚥下障害の場合には，凝集性（まとまりやすさ），付着性（べたつき），変形性（破壊をともなわない変形）に工夫が必要です．液体には「とろみ」をつける，物性を均一にするためフードカッターやミキサーであらかじめ食品を細かくして「とろみ」をつける，喉の滑りをよくするため油脂類を混ぜるなど，嚥下機能の程度に合わせた工夫を説明しましょう．

とろみ調整食品：多くのとろみ調整食品が市販されています．酸やアルカリに不安定な製品や温度に影響を受けるものもあるので，それぞれの特性を理解したうえで，患者さんに紹介しましょう．また，使用方法の指導も必ず行いましょう．

表 32-1 飲み込みにくく，誤嚥を起こしやすい食品

咀嚼性	噛みつぶしづらいいかやこんにゃく
凝集性	液体の水やお茶，水分と固形分が分かれるスイカや凍り豆腐，パサパサしたカステラやクッキー
付着性	粘度が高いもちやいも，口腔内で貼りつきやすいわかめやのり
刺激など	強い酸味のある酢の物や柑橘類，すすって食べる麺類など

32 高齢者慢性腎臓病の食事療法のポイント

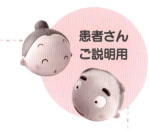
患者さん
ご説明用

今までの生活習慣などで異なりますが，一般的に食べることに関わる機能の低下がみられるようになります．「食べる機能」の変化に適応した食事療法を行いましょう．

低栄養に注意

● エネルギー，たんぱく質

噛む，飲み込むなど栄養を体内に取り入れる機能や，活動の低下によって食欲が減少しがちです．摂取栄養量の不足をきたさないように1日3食，欠食せずに食事をとりましょう．

また，少量でエネルギーが高く，さまざまな栄養素が摂取できる栄養補助食品があります．必要に応じて利用しましょう．

● 食塩

加齢にともない塩味に対する感じ方が低下するため，食塩を過剰に摂取しがちです．減塩でもおいしく食べる工夫を積極的に取り入れ，1日3g以上6g未満の食塩コントロールを実施しましょう．食塩をコントロールすることで降圧効果や腎機能障害の進行抑制，脳血管障害や心筋梗塞などの発症が抑制されます．

● 水分

高齢になると若い時期よりも体内水分量が減少し，また，口渇（喉の渇き）を感じづらくなります．暑い日や汗を多くかいたときには，適宜水分を補給し，脱水を予防しましょう．

ただし，必要以上の水分摂取は浮腫（むくみ）を招きます．不規則な水分摂取の習慣は止め，お茶や水，嗜好飲料など1日に飲む量とタイミングを決めておきましょう．

咀嚼と飲み込みの機能をチェック

歯が欠損したり義歯が合わなくなると，食べ物を噛み砕く力（咀嚼力）が低下します．また，高齢になると飲み込みに必要な筋力も低下し，食べ物を飲み込むときに「むせ」たり，あごをひくなどの「タイミング」を合わせて食事をするようになります．食事中にこのような状況を自覚したら，軽い飲み込み（嚥下）障害の始まりと認識しましょう．

表1 口腔内のお手入れと，とろみの有効性

咀嚼	飲み込み
口腔内の手入れが大切です．定期的な歯科受診で，入れ歯（義歯）や残存歯の状況を確認したり，必要であれば治療をしましょう．	適度なとろみは飲み込み（嚥下）をスムーズにし，食べ物が気管に入って苦しんだり，肺に入って引き起こす誤嚥性肺炎を防ぎます．かたくり粉や寒天，ゼラチン以外にもとろみ調整食品が多く市販されています．状況に合わせて利用しましょう．

あなたの食事療法は？

主治医や管理栄養士に食事の量や形態を確認しましょう．

あなたの食事療法基準/日		食事での注意点
エネルギー	： kcal	
たんぱく質	： g	
食塩	： g	
水分（食事外）	： ml	
カリウム	： mg	
リン	： mg	

高齢者

Ⓒ医歯薬出版

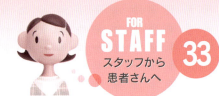

33 小児慢性腎臓病の管理の重要性

患者さんへの説明のポイント

- 子どもは成長と発達が特徴です．乳幼児期はとくに盛んですが，栄養不足になると成長が止まります．小さな大人にならないようにするために，栄養療法は薬と同じぐらい大切です．
- 腎臓病はたんぱく質や食塩をコントロールしますが，エネルギー不足は成長障害の大きな原因になります．エネルギー不足に陥ると身体の筋肉などのたんぱく質が壊れます．炭水化物や脂質で補いましょう．
- 子どもの好みに合わせた調理やおやつに工夫をして，食事を楽しんでもらいましょう．

栄養療法の良否が最終身長に大きく影響

乳幼児期に発症する慢性腎臓病（CKD）では栄養療法が基本で，薬よりも大事です．身長の低い大人にならないように，エネルギーはしっかりとります（☞p.91）．経口摂取できない乳児では，夜間に経管栄養で栄養補給をします．

成長期にある小児では，たんぱく質はコントロールしません．しかしコントロールが必要な場合は，治療用特殊食品（☞p.54）を利用するのも1つの方法です．

成長障害は大人になってからは治療できない

腎機能を温存しようとする，いわゆる守りの栄養指導を行うよりも，腎機能を障害するであろう過剰摂取を恐れずに成長を維持する攻めの栄養指導が望ましいでしょう．現在の乳幼児期発症CKDステージG3以上の治療方針として，保存期の治療だけを行っていては身長の低い成人になることは避けられません．したがって移植までに，できるだけ不可逆的合併症（とくに知能・発達障害，低身長）を少なくすることが重要です．栄養療法のほかに薬物治療では，腎性くる病（リン吸着薬，活性型ビタミンD），代謝性アシドーシス（重曹），貧血（エリスロポエチン製剤），低身長（成長ホルモン注射）などの是正を行います．

透析患児に必要なエネルギー量とたんぱく質量

維持腹膜透析時の透析液からの糖質（ブドウ糖）吸収は9〜18 kcal/kg体重/日で，これは1日エネルギーの7〜15％を占めます．肥満を避けるために推定エネルギー必要量を減算して指導します．しかし，たんぱく質は腹膜透析によって0.15〜0.3 g/kg体重/日程度，透析液へ漏出するので，食事から補充する必要があります．

小児の維持血液透析で十分なエネルギー摂取ができ

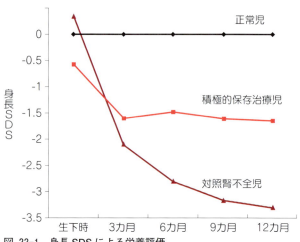

図33-1 身長SDSによる栄養評価

なければ，成長障害以外に，不足したエネルギーを補充するために体たんぱくの崩壊が引き起こされます．したがって，日常活動の強度によって，推定エネルギー必要量に15〜30％を上乗せしたエネルギーが必要になります．また，アミノ酸や水溶性ビタミンが透析液へ漏出します．したがって，食事からたんぱく質を0.1 g/kg体重/日程度加算して補充します．

栄養療法の評価と身体計測は有用

乳幼児では，体重，身長，頭囲（乳児）を1カ月ごとに計測します．2歳以降では3〜6カ月ごとの計測でよいでしょう．成長曲線にプロットし，そのトレンド（下降や上昇）に注意します．成長速度（cm/年），身長と体重の標準偏差スコア（SDS）を計算して母集団からの「外れ度」を評価します（図33-1）．標準曲線に沿って成長している場合は，栄養状態は良好と判断できます．身長の伸長低下に先行し，体重増加が低下します．体重の評価は2歳未満では暦年齢相当の標準体重と比較することで行い，2歳以降は体格指数（body mass index：BMI）を計算して行います．

新生児期に発症した慢性腎不全の乳児でも，しっかり栄養療法を行うと成長障害の進行を阻止できます．

33 小児慢性腎臓病の管理の重要性

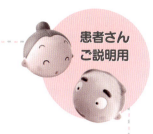

赤ちゃんは大人の3倍（体重あたり）の栄養が必要

赤ちゃん（乳幼児）は大人の3人前の食事をとらないと成長しません．エネルギー摂取量が不足すると成長しないのです．

母乳は腎臓への負担が少ない食品です．より厳しいたんぱく質や食塩のコントロールが必要な場合は，腎不全用特殊ミルクを利用できます．また，エネルギー摂取量が不足するなら，その不足分を夜間に鼻から胃にチューブを入れて栄養補給（経管栄養）することで成長抑制が行われなくなります．乳児期の成長障害は，最終身長の低下につながる大きな原因となります．

エネルギー必要量は十分に

保存期腎不全では推定エネルギー必要量を下回らないようにします．不足すると成長しないどころか，不足したエネルギーを補おうとして細胞や筋肉が壊れて，血液の尿素窒素値が上昇します．炭水化物で補えないときは粉あめや中鎖脂肪酸（マクトンゼリー，ようかん）などで補充します．日常活動の強度に基づいて，推定エネルギー必要量に15～30％を上乗せしたエネルギーが必要になります．ただし，腹膜透析では透析液からの糖質（ブドウ糖）を吸収するので，エネルギーのとりすぎによる肥満に注意しましょう．

たんぱく質コントロール

基本的にたんぱく質はコントロールしませんが，子どもさんの嗜好に合わせた調理を工夫しましょう．コントロールが必要な場合は低たんぱく食品を上手に使いましょう（☞p.54）．

保存期：食事は制限するだけでは苦しいだけで長続きしませんし，効果も半減します．嗜好にあった食べられる食品を計算して使用し，1週間単位でバランスがとれればよしとします．

透析期：しっかり食べて，適度な運動や行事に参加し，幼稚園や学校生活を楽しみましょう．食べすぎた分は透析で除去します．

腹膜透析時：0.15～0.3g/kg体重/日程度のたんぱく質が透析液に漏出するので，食事から補うようにしなければ，不足分を補おうとして細胞が壊れます．しかし，透析液からの糖質（ブドウ糖）の吸収（9～18kcal/kg体重/日）があるので，肥満を避けるために推定エネルギー必要量を減らします．

血液透析時：透析液へアミノ酸や水溶性ビタミンが漏出します．食事からのたんぱく質の補給には0.1g/kg体重/日程度を加算します．

食塩と水分のコントロール

食塩は浮腫（むくみ）があったり，血圧が高いなどのときはしっかりコントロールしますが，香辛料や味つけに工夫して食欲を減退させないようにしましょう．先天性腎尿路奇形が原因で尿量が多い場合は，食塩と水分が尿へ多く漏出するので，逆に食塩や水分をコントロールすると脱水に陥って腎機能が低下することがあります．担当医と相談しましょう．

身長と体重で栄養評価

身長の伸長速度と体重の変化は栄養療法の効果判定に大切です．身長と体重は乳児では1カ月ごとに測定して成長曲線に記録しましょう．幼児期以降は3～6カ月に1回程度行い，乳児では頭囲も測りましょう．体重が増加しなくなると，身長が伸びなくなる前兆です．

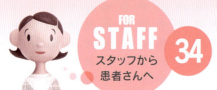

34 小児慢性腎臓病の食事療法のポイント

患者さんへの説明のポイント

- 病状の悪化を抑えながら，成長・発育に必要な栄養量を過不足なく摂取する必要性を説明しましょう．
- 成人慢性腎臓病で実施するたんぱく質コントロールは，小児には行わないことを説明しましょう．
- 低身長や肥満を評価するため，月に一度は身長と体重を測定し，成長曲線に記録するように指導しましょう．
- 発達過程に応じた正しい食習慣の確立を養育者がサポートするように説明しましょう．また，必要に応じて，患児に関わる学校の先生などと連携をとっていくこともアドバイスしましょう．

栄養摂取量

小児慢性腎臓病の患者さんでは，骨・ミネラル代謝異常（CKD-MBD）やアシドーシス，貧血など複合的な原因で低身長を高頻度に合併します．成長・発育に十分な栄養の供給が大切です．原則，「日本人の食事摂取基準2015年版」を目安に，健常児と同程度の栄養摂取に努めます．とくに，発育発達に影響が大きい乳幼児では，経管栄養による強制補充も視野に入れて，栄養量を充足させます．

エネルギー：長期的なエネルギー不足は成長障害の原因になります．エネルギー摂取不足に陥っていないかどうかを常にチェックします．

たんぱく質：成人慢性腎臓病患者では，腎障害の進行の抑制を目的にたんぱく質をコントロールしますが，成長過程にある小児期では，栄養不良による発育障害を助長する危険性があり，たんぱく質のコントロールは行いません．ただし，尿毒症性物質の不必要な産生を回避するため，過剰なたんぱく質摂取は避けます．

なお，厳格な管理の中でコントロールする場合は，FAO/WHO（1985年）から示されている「たんぱく質摂取の安全レベル」を下回らないようにします．

脂質：肥満や高血圧を是正する場合は，脂質エネルギー比率を少なめに設定します．また，肉類は脂身を取り除いたりして動物性脂肪が過多にならないようにしましょう．

食塩：高血圧は，末期腎不全への移行の大きなリスクとなります．高血圧を認めなくても早くから減塩に取り組みましょう（☞p.34）．なかでも，乳幼児期は身体も小さく，体内の水分量をコントロールする機能が未熟で，脱水や溢水をきたしやすい発達時期です．体液管理の際には食塩摂取にとくに注意しましょう．

なお，先天性腎尿路奇形症例では，ナトリウムの再吸収能や尿濃縮力が低下するので，食塩の補充を行う場合もあります．

養育者の影響

子どもの食習慣は，養育者に大きく影響を受けることを説明し，発達時期に応じて養育者が行う子どもの食生活や習慣のサポート内容などもアドバイスしましょう．

身長と体重チェック

栄養不良や肥満，やせ傾向を早期に発見し，介入することは重要です．成長期の子どもには，体格指数（BMI）やローレル指数を用いた栄養状態の評価は困難です．皮下脂肪厚測定も標準値が定まっていないので使用できません．「性別，年齢別，身長別標準体重（身長別標準体重）」や「身長と体重の発育曲線」を用います．

表 34-1　身長と体重チェック

- 身長別標準体重から判定する肥満およびやせ傾向
  肥満度（過体重度）＝〔実測体重（kg）－身長別標準体重（kg）〕
  　　　　　　　　　　÷身長別標準体重（kg）×100（％）
  ・＋20％以上 30％未満：軽度肥満，＋30％以上 50％未満：中等度肥満，＋50％以上：高度肥満
  ・－20％以下：やせ，－30％以下：高度のやせ
- 身長別標準体重を求める計算式と係数
  身長別標準体重（kg）＝a×実測身長（cm）－b

年齢	男子係数 a	男子係数 b	年齢	女子係数 a	女子係数 b
5	0.386	23.699	5	0.377	22.750
6	0.461	32.382	6	0.458	32.079
7	0.513	38.878	7	0.508	38.367
8	0.592	48.804	8	0.561	45.006
9	0.687	61.390	9	0.652	56.992
10	0.752	70.461	10	0.730	68.091
11	0.782	75.106	11	0.803	78.846
12	0.783	75.642	12	0.796	76.934
13	0.815	81.348	13	0.655	54.234
14	0.832	83.695	14	0.594	43.264
15	0.766	70.989	15	0.560	37.002
16	0.656	51.822	16	0.578	39.057
17	0.672	53.642	17	0.598	42.339

34 小児慢性腎臓病の食事療法のポイント

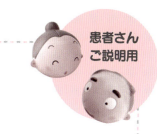
患者さんご説明用

どの発達時期でも，健常児と同程度のエネルギーやたんぱく質を確保して，発達を損なわないようにします．ただし，肥満や高血圧，血中脂肪の上昇は，腎障害の進行に関与します．エネルギーや動物性脂肪の過剰摂取を避け，減塩の食事でコントロールしましょう．表1 に小児慢性腎臓病の食事療法基準を示します．

表1 小児慢性腎臓病の食事療法基準

年齢(歳)	エネルギー(kcal/日)		たんぱく質(g/日)		脂質エネルギー比率(%エネルギー)	食塩(g/日)	
	男児	女児	男児	女児		男児	女児
1～2	950	900	20	20	20以上30未満	3.0未満	3.5未満
3～5	1,300	1,250	25	25		4.0未満	4.5未満
6～7	1,550	1,450	35	30		5.0未満	5.5未満
8～9	1,850	1,700	40	40		5.5未満	6.0未満
10～11	2,250	2,100	50	50		6.5未満※	7.0未満※
12～14	2,600	2,400	60	55		8.0未満※	7.0未満※
15～17	2,850	2,300	65	55		8.0未満※	7.0未満※

※ 高血圧，肥満の場合は6g未満．

(日本人の食事摂取基準2015年版を改変)

身長と体重のチェック

栄養の過不足の評価や肥満発症の推測に，身長と体重を1カ月に1回は測定し，成長曲線に記録しましょう．

小児には幼児期，学童期，思春期に陥りやすい食生活の特徴があります．養育者はその時期に応じて注意をし，偏りのないようにしましょう（表2）．

表2 幼児期から思春期の食生活の特徴と注意点

幼児期 （満1歳～小学校入学まで）	学童期(小学校在学期間)	思春期(12～18歳)
・生涯にわたる食生活を決定づける時期．多様な食品を使用して豊かな嗜好を形成したり，正しい食習慣を身につける． ・食事は，養育者から大きな影響を受ける．	・習い事などの影響で，夜型生活や夜食が習慣になる時期．間食の選択や量の決定などを取捨選択できる力を育てるように，養育者はサポートする． ・肥満や肥満にともなう血圧上昇に注意が必要な時期．	・食行動は社会の美意識からの影響を受け，体型のスリム化に走りやすく，栄養摂取の偏りや不足に注意が必要． ・3食の食事リズムが消失したり，スナック食品や菓子ですませたり，過食するなどへの注意も必要．

あなたの食事療法は？

主治医や管理栄養士に食事の量を確認しましょう．

あなたの食事療法基準/日		食事での注意点
エネルギー：	kcal	
たんぱく質：	g	
食塩 ：	g	
カリウム ：	mg	
その他 ：		

35 腎移植の管理の重要性

患者さんへの説明のポイント

- 腎移植は透析療法に比べて，より生理的であり，生活の質が向上でき，社会復帰を容易にします．
- 腎移植には生体腎移植と献腎移植がありますが，移植方法の進歩により生体腎移植ではドナー（供腎者）とレシピエント（受腎者）の血液型が一致していなくても移植ができるようになっています．また，全体的に移植成績は著しくよくなってきました．
- 腎移植後には拒絶反応を防ぐために，長期にわたって免疫抑制薬を用いる必要があります．その場合，肝臓・腎臓・骨髄の障害や，感染など免疫抑制薬による副作用に注意すべきです．
- 腎移植後には高血圧，肥満，糖尿病など各種の合併症が出現することがあり，また腎機能が低下することがあるので，それらの防止や治療のために食事療法は大切です．

腎移植とは

腎移植はレシピエントの腸骨窩（骨盤の入り口）にドナーの片側の腎臓を植える治療です．これには生体腎移植と献腎移植とがあります．

生体腎移植は多くの場合，ドナーを健康な親族あるいは配偶者としますが，レシピエントの血液型はドナーのそれと必ずしも一致する必要はありません．ほとんどが移植手術直後から尿が出始め，術後の透析を必要としません．近年では透析療法の経過を経ずに移植を行う先行的腎移植も行われ，良好な成績が得られています．

献腎移植は腎臓に疾患などの問題がなく，亡くなった人の腎臓を摘出して移植します．心停止後に摘出する場合と，脳死状態で摘出する場合とがあります．移植術後ただちに尿が出ることは少なく，多くは数日〜2週間ほどの透析を必要とします．

腎移植後の経過

腎移植後に問題となるものに拒絶反応があり，これには①超急性拒絶反応，②促進型急性拒絶反応，③急性拒絶反応，④慢性拒絶反応があります．この中で①②③は免疫抑制薬の進歩とともに減少してきていますが，④の慢性拒絶反応は，なお移植腎喪失の大きな原因の1つであり重要です．

このような腎移植後の拒絶反応を抑えるために長期にわたって副腎皮質ステロイド，シクロスポリン，タクロリムス，ミゾリビン，アザチオプリンなどの免疫抑制薬が必要となります．この場合，免疫抑制薬の使用によって各種の副作用，例えば肝臓，腎臓，骨髄などの障害，あるいは感染症が発症しやすいので注意しなければなりません．また，腎移植後に順調に腎臓が機能しているといっても片腎であり，腎臓への負担を軽くして生着率*をよくすることは重要といえます．

術後の経過に問題がなければ移植後1カ月程度で退院できます．腎機能が安定すれば通院は月に1回程度となり，社会復帰も可能となります．また，妊娠や出産など生殖機能の改善もみられます．しかし，これまで存在した副甲状腺機能亢進症が改善するには約1年間を要するとされており，注意が必要です．

近年，腎移植の治療成績は良好となり，10年生着率は生体腎移植で74.6%，献腎移植で59.3%，10年生存率は生体腎移植で92.0%，献腎移植で82.5%となっています．

腎移植後の食事療法

移植後は病態に応じた食事管理が大切です．術後の合併症として，高血圧，糖尿病，肥満，脂質異常症などが出現しやすく，これらを防ぐために食塩，炭水化物，エネルギー，脂質の摂取に注意します．そして，これらが出現した場合には，それぞれ食塩，炭水化物，エネルギー，脂質などの摂取コントロールを行います．水分は脱水症にならないように，また尿量が1日1,500ml以上になるように飲水します．

また，腎機能が低下しているときにはステージに応じてたんぱく質，食塩，カリウムなどの摂取をコントロールします．

なお，時には術後1年くらい低リン血症や高カルシウム血症をきたすことがあるので，適切なリンやカルシウムの摂取を心がけてもらいます．

柑橘類（グレープフルーツなど）の摂取は免疫抑制薬を服用しているときには，その血中濃度を上昇させるので注意すべきです．

---

*生着率：移植腎が機能しており，透析から離脱している状態にある人の割合をいいます．

35 腎移植の管理の重要性

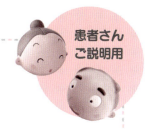

腎移植とは

腎移植とは，レシピエント（受腎者）の骨盤の入り口に，ドナー（供腎者）の片側の腎臓を植える治療です（図1）．

腎移植には生体腎移植と献腎移植とがあります．

生体腎移植は親族あるいは配偶者から片側の腎臓をもらいます．血液型は必ずしも一致する必要はありません．

献腎移植は腎臓に疾患など問題がなく亡くなった人の腎臓を摘出・移植するもので，「心停止後」に摘出する場合と，「脳死状態」で摘出する場合があります．

腎移植後の経過

術後は拒絶反応を抑えるために，長期にわたって免疫抑制薬を用いる必要があります．

免疫抑制薬の副作用として，肝臓，腎臓，骨髄などの障害，あるいは感染症をきたすことがあるので注意します．

腎移植の成績は免疫抑制薬の進歩もあり，近年，著しく向上してきています．しかし，ドナーの不足，とくに献腎移植のドナーの不足という大きな問題を抱えています．

腎移植手術が終わって順調に経過すると大体1カ月後に退院でき，その後は通院加療となります．この時期になると社会復帰できるようになり，妊娠・出産などの生殖機能も改善します．

腎移植後にみられる合併症として高血圧，糖尿病，肥満，脂質異常症などがみられます．これらの合併症は生活習慣病というべきものであり，正しい食習慣が大切です．

腎移植後の食事療法

身体の病状に応じた食事とします．とくに大切なのは十分な水分摂取で，尿量が1日に1,500 mL以上となるように飲水します．また上述した合併症が懸念される場合には，食塩，炭水化物，エネルギー，脂質の摂取量に注意します．

腎機能の低下がみられる場合にはたんぱく質や食塩，ときにはカリウムの摂取をコントロールすることが必要となります．また免疫抑制薬を服用している場合には，グレープフルーツなど柑橘類は控えましょう．

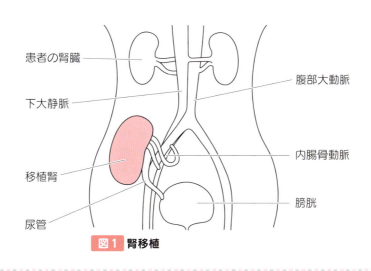

図1 腎移植

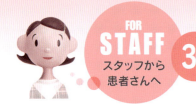

36 腎移植後の食事療法のポイント

患者さんへの説明のポイント

- 移植腎の機能に合わせた食事療法のポイントについて指導しましょう.
- 移植後のエネルギー摂取は,とくに肥満に気をつけるようにアドバイスしましょう.
- 血圧管理の重要性と食塩コントロールを継続する必要性を理解してもらいましょう.
- 移植前の水分コントロールはなくなり,積極的な水分摂取になることを説明しましょう.
- 服用する免疫抑制薬の種類によって知っておくべき食生活の注意点を説明しましょう.

 ## 移植腎の機能が正常に保たれている場合

■エネルギーのコントロール

移植後は体調の改善や今までの食事療法からの解放感から,食事の摂取量が多くなりがちです.過剰なエネルギー摂取による体重増加は,高血圧や高血糖,脂質異常症などの合併症の引き金となり,移植腎の予後を極端に悪くします.移植患者さんにとって肥満は大敵です(☞ p.40).

患者さんの活動量と合併症を加味しながら,エネルギー量を 25〜35 kcal/kg 標準体重/日を目安に設定します.

また,免疫抑制薬の多くに副作用として食欲不振があります.長期的なエネルギー不足は感染症や低栄養状態の発生リスクを高めます.

毎朝の起床後,排尿・排便をすませるなど一定の条件を満たした後に体重測定を行い,エネルギーの過不足を経時的にモニターするように指導しましょう.

■食塩コントロール

移植後の合併症のなかでも高血圧は発生頻度が高くなっています.食塩の過剰摂取は血圧の上昇につながり,体調の悪化や深刻な合併症を引き起こします.移植後も,減塩を実施するように説明しましょう(☞ p.34).

■水分の摂取

腎移植後は水分制限は不要です.積極的に水分を摂取してもらいましょう.

適正な水分摂取となっているかどうかは,飲んだ水分の量ではなく尿量で判断します.気温が高く汗の多い日や日中炎天下で過ごす場合には,汗で水分が喪失し,尿量が減少します.1日 1,500 mL 以上の尿量が確保できるように水分を摂取してもらいましょう.

また,夜間に尿量が多くなります.就寝中に1回排尿すれば,ほぼ水分摂取は適正と推測できます.夜間の排尿は,腎移植者の膀胱炎や腎盂腎炎の予防対策にもなります.

■新鮮な食品の利用

感染症予防に生ものは避けるか,鮮度のよいものを選びましょう.

■服薬で変わる食生活の注意点

柑橘類:グレープフルーツや夏みかん,ザボンなどに含まれるフラボノイドやフラノクマリンはシクロスポリンの血中濃度を増加させます.反対に,セイヨウオトギリソウを含む健康食品は血中濃度を低下させます.

血清カリウム値への影響:シクロスポリンの影響で血清カリウム値が上昇する場合があります.カリウムコントロールの方法をアドバイスしましょう(☞ p.46).

血中尿酸値への影響:ミゾリビンの影響で血中尿酸値が高くなる場合があります.尿酸の基となるプリン体を多く含む食品について伝えましょう(表 36-1).

糖代謝異常や肥満への影響:プレドニゾロンは糖尿病や肥満の引き金になる場合があるので,エネルギーの過剰摂取は避けましょう.

表 36-1 プリン体を多く含む食品

プリン体の含まれ方	食品
極めて多い(300 mg 以上)	煮干し,まいわし干物,鶏レバー,いさき白子
多い(200〜300 mg 未満)	豚と牛レバー,かつお,大正えび,まあじ干物

 ## 移植腎の機能が低下している場合

慢性腎臓病(CKD)ステージ G1〜G5 の食事療法基準などは各項を参照し,説明しましょう.

ステージ G1〜G2:移植腎の機能低下を抑制するには,高血圧,肥満,糖尿病,脂質異常症などの生活習慣病をコントロールする食事療法を実施します.高血圧があれば 6 g/日未満の減塩を実施します.

ステージ G3a〜G5:移植腎の機能が明らかに低下している病期です.たんぱく質,食塩,カリウムのコントロールが必要です.機能低下が進行するほど,コントロールは厳しくなります.

36 腎移植後の食事療法のポイント

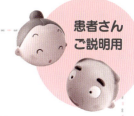
患者さん
ご説明用

腎移植前の食事管理よりも緩やかになりますが，合併症を予防し，移植腎の機能を維持するうえで，食事への配慮は大切です．また，免疫抑制薬と相互作用をみる食品の理解も必要です．

移 植腎の機能が正常に保たれている場合

● エネルギーのコントロール

移植後は体調が改善されて食欲が増進し，体重増加がみられることがあります．肥満は，高血圧などの発生リスクを高め，移植腎の予後を極端に悪くします．主治医から指示された適正なエネルギー量でコントロールするように努めましょう．

一方，長期のエネルギー不足は感染症を引き起こしやすく，生活の質（QOL）を低下させます．エネルギー摂取の過不足は体重に現れます．毎日，体重測定を行い，増加や減少が続く場合は，主治医や管理栄養士に相談しましょう．

● 食塩コントロール

脳血管障害や心血管障害は腎移植後の代表的な合併症で，血圧のコントロールがもっとも大切な予防法です．血圧管理のために，食塩は男性では1日8g未満，女性では7g未満でコントロールしましょう．高血圧合併時には1日6g未満の食塩コントロールが必要です．

● 水分の摂取

体内水分の欠乏（脱水）は，移植腎に大きなダメージを与えます．
1日の尿量を1,500 ml以上確保できるように，積極的に水分補給をしましょう．

● 新鮮な食品の利用

免疫抑制薬の服用時には感染症予防に対する注意が必要です．新鮮な食材を利用し，とくに，刺身などの生ものは，鮮度に気をつけましょう．

● 服薬で変わる食生活の注意点

服用する薬の「食べ物との相互作用」について，主治医や薬剤師に確認しましょう．

柑橘類との関係：グレープフルーツなど柑橘類を摂取すると，服用している薬の血中濃度が高くなるものがあります．

血清カリウム値への影響：血清カリウム値を上昇させやすい薬を服用中には，摂取するカリウム量をコントロールします．

血中尿酸値への影響：血中尿酸値を上昇させやすい薬を服用中には，プリン体を多く含む食品のコントロールを行います．

移 植腎の機能が低下した場合

移植腎の機能が低下している場合は，障害の程度に合った食事療法が必要です．移植腎の病期ステージによっては，たんぱく質，食塩，カリウムのコントロールを実施します．

あなたの食事療法は？

主治医や管理栄養士に食事の量を確認しましょう．

あなたの食事療法基準/日	
エネルギー ：	kcal
たんぱく質 ：	g
食塩 ：	g
カリウム ：	mg
その他 ：	

あなたの腎機能や合併症に合わせた食事でコントロールします．

移植者

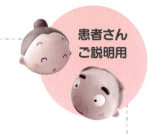

37 食品中のたんぱく質とエネルギー量

- 食品のたんぱく質とエネルギーの含まれ方の特徴を理解しましょう（図1）．
- たんぱく質をコントロールしながらエネルギーを確保したい場合は，脂身の多い肉や魚を選ぶと食事のボリュームが出やすくなります．
- エネルギーをコントロールしながらたんぱく質を確保したい場合は，脂身の少ない肉や魚，豆・豆製品を選ぶようにしましょう．

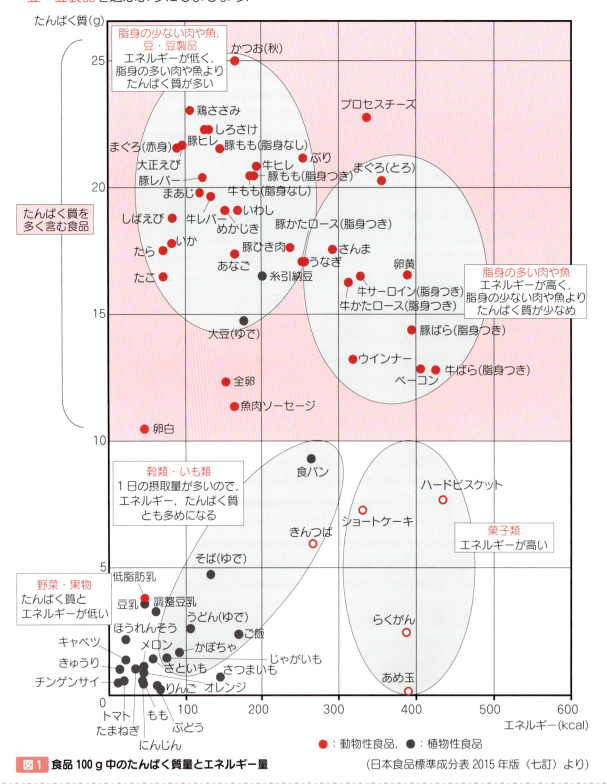

図1 **食品 100 g 中のたんぱく質量とエネルギー量**　　　　（日本食品標準成分表 2015 年版〈七訂〉より）

38 調味料と食品中の食塩量

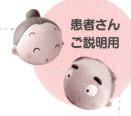
患者さんご説明用

- 調味料には食塩量の多いものと少ないものがあります．食塩量の少ない調味料をうまく利用すると，少ない食塩量でもおいしく調理することができます（表1）．
- 肉，魚など普段食べている食品には食塩を含むものが多くあります．とくに加工食品には食塩が多く含まれます（表2）．

表1 調味料に含まれる食塩量

調味料名	小さじ1 (5 ml) 重量	小さじ1 (5 ml) 食塩量	大さじ1 (15 ml) 重量	大さじ1 (15 ml) 食塩量	調味料名	小さじ1 (5 ml) 重量	小さじ1 (5 ml) 食塩量	大さじ1 (15 ml) 重量	大さじ1 (15 ml) 食塩量
食塩	6 g	5.9 g	18 g	17.8 g	ケチャップ	5 g	0.2	15 g	0.6 g
濃口しょうゆ	6 g	0.9 g	18 g	2.6 g	マヨネーズ（卵黄）	4 g	0.1 g	12 g	0.3 g
薄口しょうゆ	6 g	1.0 g	18 g	2.9 g	フレンチドレッシング	5 g	0.2 g	15 g	0.5 g
甘みそ	6 g	0.4 g	18 g	1.1 g	和風ドレッシング	5 g	0.4 g	15 g	1.1 g
淡色辛みそ	6 g	0.7 g	18 g	2.2 g	酢	5 g			
豆みそ	6 g	0.7 g	18 g	2.0 g	カレー粉	2 g			
ウスターソース	6 g	0.5 g	16 g	1.3 g	こしょう	3 g			
濃厚ソース	6 g	0.3 g	19 g	1.1 g	唐辛子	2 g			
オイスターソース	7 g	0.8 g	20 g	2.3 g					

酢，カレー粉，こしょう，唐辛子などは食塩を含みません

そのほか，5 gあたりの使用量で，固形ブイヨンは2.2 g，顆粒和風だしは2.0 g，顆粒中華だしは2.4 gの食塩が含まれますので，注意が必要です．

表2 食品に含まれる食塩量

食品名	重量	目安量	食塩量	食品名	重量	目安量	食塩量
穀類（主食）				乳・乳製品			
ご飯	140 g	普通盛り1杯	0 g	牛乳	200 ml		0.2 g
食パン	60 g	6枚切り1枚	0.8 g	ヨーグルト	100 g		0.1 g
ロールパン	30 g	1個	0.4 g	プロセスチーズ	30 g	1個	0.8 g
ゆでうどん	250 g	1玉	0.8 g	パルメザンチーズ	4 g	大さじ1	0.2 g
肉類				野菜・果物			
生肉（牛，豚，鶏）	100 g		0.1 g 程度	生野菜	100 g		0〜0.1 g
ベーコン	20 g	1枚	0.4 g	生果物	100 g		0 g
ロースハム	15 g	薄切り1枚	0.4 g	梅干し	10 g	大1個	2.2 g
ビーフジャーキー	10 g	小1枚	0.5 g	たくあん	20 g	2枚	0.9 g
魚介類				野沢菜漬け	20 g		0.3 g
まぐろ，かつお	100 g		0.1 g	キムチ	20 g		0.4 g
たい，たら	100 g		0.1〜0.3 g	海藻類			
あじ開き干し	80 g	1枚	1.4 g	カットわかめ	5 g		1.2 g
しらす干し（微乾燥）	5 g	大さじ1弱	0.2 g	乾燥ひじき	5 g		0.2 g
				焼きのり	3 g	1枚	0 g
あさり	10 g	身4個	0.2 g	味付けのり	3 g	1枚	0.1 g
いか	100 g	身1枚	0.5 g	のりつくだ煮	10 g	大さじ1	0.6 g
いくら	20 g	大さじ1	0.5 g	昆布つくだ煮	10 g		0.7 g
たらこ	50 g	1腹	2.3 g	刻み昆布	1 g		0.1 g

（日本食品標準成分表2015年版〈七訂〉より）

39 食品中のカリウム量

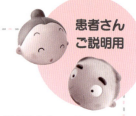
患者さん
ご説明用

食品によってカリウム量は異なりますので，**表1**を参考にして食品の種類を選びましょう．
- 肉類は脂質の多い種類を選ぶとカリウムが少なくなります（たんぱく質も少なくなります）．
- カリウムの多い食品はカリウムの少ない食品と置き換えたり，食べる量を減らしましょう．
- 野菜やいも類は調理を工夫してカリウムを減らしましょう．
- 種実類，乾物（海草，ドライフルーツ，乾燥野菜）は少量でもカリウムを多く含みます．

表1 食品中のカリウム量（目安量あたり）

カリウム量	肉類		※	魚介類		※	野菜，いも，豆類		※	果物，種実類		※
500 mg 以上	豚ヒレ	120 g	516	さわら	120 g (1切)	588	長いも	220 g (1/4本)	946	アボカド	90 g (1/2個)	648
				まながつお	140 (1切)	518	さつまいも	180 g (中1本)	864			
							さといも	120 g (2個)	768			
							かぼちゃ	140 g (1/16個)	630			
							ほうれんそう	90 g	621			
							だいこん	270 g (10 cm厚)	621			
							じゃがいも	140 g (1個)	574			
400〜500 mg	牛ヒレ	120 g	456	ぶり（天然）	120 g (1切)	456	こまつな	85 g	425	バナナ	130 g (1本)	468
	牛もも（脂身なし）	120 g	408	めかじき	100 g (1切)	440						
	牛サーロインステーキ	150 g	405	しろさけ	120 g (1切)	420						
300〜400 mg	豚もも（脂身つき）	100 g	350	まぐろ（赤身）	100 g	380	糸引き納豆	50 g (1パック)	330			
	牛もも（脂身つき）	100 g	330	たら	100 g (1切)	350	干しひじき	5 g	320			
	鶏もも（皮なし）	100 g	320	たこ	120 g	348						
	鶏むね（皮なし）	100 g	320	かれい	100 g (1尾)	330						
	牛レバー	100 g	300	するめいか	110 g	330						
200〜300 mg	豚レバー	100 g	290	さば	80 g (1切)	256	れんこん	60 g (1/3節)	264	干しがき	40 g (1個)	268
	鶏もも（皮つき）	100 g	290	ほたてがい	75 g (1個)	233	乾燥わかめ	5 g	260	干しバナナ	20 g	260
	豚かたロース（脂身つき）	80 g	240	まぐろ（とろ）	100 g	230	はくさい	100 g	220	メロン	75 g (1/8個)	255
	牛かたロース（脂身つき）	80 g	208				にんじん	75 g (1/2本)	210	グレープフルーツ	160 g (1/2個)	224
							きゅうり	100 g (1本)	200			
100〜200 mg	鶏ささみ	45 g (1本)	189	あじ	55 g (1尾)	198	くり（日本）	45 g (5個)	189	キウイ（緑）	60 g (1個)	174
	豚ひき肉	50 g	145	さんま	100 g (1尾)	190	ぶなしめじ	45 g (1/2袋)	171	ピーナッツ（いり）	20 g	154
	豚ばら（脂身つき）	60 g	144	大正えび	50 g (2尾)	180	トマト	80 g (1/2個)	168	なし	110 g (1/2個)	154
	牛ひき肉	50 g	130	まいわし	55 g (1尾)	149	なす	70 g (1本)	154	かき	90 g (1/2個)	153
	鶏ひき肉	50 g	125	しばえび	50 g (10尾)	130	絹ごし豆腐	100 g (1/3丁)	150	もも	85 g (1/2個)	153
				かき	60 g (3個)	114	ブロッコリー	40 g (1/4株)	144	アーモンド（乾）	20 g	152
							木綿豆腐	100 g (1/3丁)	140	干しぶどう	20 g	148
							えのきだけ	40 g (1/2袋)	136	りんご	120 g (1/2個)	144
							たまねぎ	90 g (1/2個)	135	みかん	90 g (1個)	135
							生揚げ	100 g (1/2枚)	120	ぶどう	100 g (1房)	130
							生しいたけ	40 g (3個)	112	いちご	75 g (5粒)	128
							キャベツ	50 g (1枚)	100			
							レタス	50 g (2枚)	100			
100 mg 以下	ウインナー	50 g	90	はんぺん	60 g (1/2枚)	96	がんもどき	100 g (1個)	80	みかん缶詰（果肉）	80 g	60
	ベーコン	40 g (2枚)	84	魚肉ソーセージ	90 g (1本)	63	ぎんなん	10 g (5個)	71	パイナップル缶詰	35 g (1切)	42
	ロースハム	30 g (2枚)	78	あさり	35 g (10個)	49	ピーマン	30 g (1個)	57	黄桃缶詰	40 g (1/2割)	32
				ちくわ	30 g (1本)	29	油揚げ	30 g (1枚)	26			

400〜500 mg 以上：[とくに注意]カリウムの少ない食品に置き換えたり，調理で減らすようにしましょう．
　200〜400 mg：[要注意]食べる量に気をつけましょう．調理で減らすようにしましょう．
　100〜200 mg：適切な量を守るようにしましょう．調理でさらに減らすとよいでしょう．
　100 mg 以下：カリウムが少ない食品です．
※：可食部あたりのカリウム含有量(mg)．すべて「生」の値．

(日本食品標準成分表 2015 年版〈七訂〉より)

40 食品中のリン量

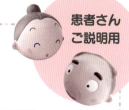
患者さん
ご説明用

- リンはたんぱく質食品（肉，魚，卵，乳，豆・豆製品）に多く含まれています（表1）．
- リンは調理で減らすことがほとんどできません．
- リンの多い食品はリンの少ない食品と置き換えたり，食べる量を減らしましょう．
- 肉類は脂質の多い種類を選ぶとリンが少なくなります（たんぱく質も少なくなります）．
- 骨ごと食べる魚にはリンが多く含まれています．

表1 食品中のリン量（目安量あたり）

リン量	肉類		※	魚介類		※	卵，乳，大豆製品		※
300 mg 以上	豚レバー 牛レバー 鶏レバー	100 g 100 g 100 g	340 330 300	いわし丸干し ししゃも	70 g (2尾) 75 g (3尾)	399 323			
250〜300 mg	豚ヒレ	120 g	276	さけ するめいか まながつお さわら めかじき	120 g (1切) 100 g 140 g (1切) 120 g (1切) 100 g (1切)	288 250 266 264 260			
200〜250 mg	牛ヒレ 牛もも（脂身なし） 牛サーロインステーキ 豚もも（脂身つき） 鶏むね（皮なし）	120 g 120 g 150 g 100 g 100 g	240 228 225 200 220	まぐろ（赤身） たら しらこ まぐろ（とろ） かれい	100 g 100 g (1切) 50 g 100 g 100 g (1匹)	240 230 215 210 200	がんもどき	100 g (1個)	200
150〜200 mg	鶏もも（皮なし） 牛もも（脂身つき） 鶏もも（皮つき）	100 g 100 g 100 g	190 180 170	たこ 魚肉ソーセージ さんま さば イクラ ほたてがい ぶり（天然） 大正えび	120 g 90 g 100 g (1尾) 80 g (1切) 30 g 75 g (1個) 120 g (1切) 50 g (2尾)	192 180 170 168 159 158 156 150	普通牛乳 低脂肪牛乳 飲むヨーグルト 厚揚げ	200 ml 200 ml 200 ml 100 g (1/2枚)	186 180 160 150
100〜150 mg	豚かたロース （脂身つき） 牛かたロース （脂身つき） ロースハム	80 g 80 g 30 g (2枚)	128 112 102	しばえび あじ まいわし	50 g (10尾) 55 g (1尾) 55 g (1尾)	135 127 127	厚焼き卵 スライスチーズ アイスクリーム（高脂肪） 木綿豆腐 卵豆腐 油揚げ ヨーグルト	80 g (2切) 17 g (1枚) 100 g 100 g (1/3丁) 110 g (1個) 30 g (1枚) 100 g	128 124 110 110 105 105 100
50〜100 mg	鶏ささみ ウインナー ベーコン 豚ばら（脂身つき） 豚ひき肉 鶏ひき肉 牛ひき肉	45 g (1本) 50 g 40 g (1枚) 60 g 50 g 50 g 50 g	99 95 92 78 60 55 50	かき	60 g (3個)	60	納豆 卵黄 全卵 調整豆乳 絹ごし豆腐 うずら卵	50 g (1パック) 16 g (1玉分) 50 g (1玉) 200 ml 100 g (1/3丁) 24 g (3玉)	95 91 90 88 81 53
50 mg 以下				はんぺん ちくわ あさり	60 g (1/2枚) 30 g (1本) 35 g (10個)	66 33 30	卵白	34 g (1玉分)	4

300 mg 以上：とくにリンを多く含みます．摂取しないほうがよいでしょう．
200〜300 mg：[要注意]リンを多く含みます．
　　　　　　　リンの少ない食品に置き換えたり，食べる量を控えるようにしましょう．
100〜200 mg：リンコントロールが必要なときには，食べる量を控えたほうがよいでしょう．
　　　　　　　たんぱく質食品の中ではそれほどリンの量が多くはありません．
50〜100 mg：適切な量を守るようにしましょう．
　　　　　　　比較的リンの少ないたんぱく質食品です．
50 mg 以下：リンが少ないたんぱく質食品です．
※：可食部あたりのリン含有量（mg）．すべて「生」の値．

（日本食品標準成分表 2015 年版〈七訂〉より）

41 外食の栄養成分値と利用時のワンポイント

料理名	目安量	エネルギー(kcal)	水分(g)	たんぱく質(g)	カリウム(mg)	リン(mg)	食塩相当量(g)
ご飯もの：丼やご飯つきのメニュー							
いなりずし	5個	620	134	19.5	360	260	2.5
(生)散らしずし	1人前	550	250	35.5	970	500	3.7
うな重	ご飯量200g	680	182	29.0	398	385	3.2
カツ丼	ご飯量200g	910	230	35.0	580	420	3.2
牛丼	ご飯量300g	690	300	24.5	480	265	2.8
カレーライス	ご飯量200g	640	293	17.0	520	210	2.5
オムライスデミソースかけ	ご飯量200g	760	260	24.0	620	340	2.5
チャーハン	ご飯量200g	610	229	15.5	325	255	2.8
麺類：麺とトッピング							
かけそば	そば220g	350	450	14.5	620	245	4.6
かけうどん	うどん260g	335	500	10.0	570	120	4.7
えび天ぷら	中1尾	60	20	5.0	6	67	0.1
油揚げ	味つけ1枚	70	15	3.0	19	39	0.3
卵	1個	76	38	6.2	65	90	0.2
カレーうどん	うどん260g	505	530	15.5	820	190	4.8
しょうゆラーメン	ゆで麺230g	550	530	22.0	435	280	5.5
焼き豚	1枚	35	13	3.9	58	52	0.5
冷やし中華	ゆで麺230g	520	280	22.0	435	285	4.3
焼きそば	蒸し麺150g	525	200	15.5	450	240	3.6
ミートソース	パスタ100g	715	350	30.0	770	310	3.2
ペペロンチーノ	パスタ100g	510	260	16.0	270	190	2.4
パン：パンを使ったメニュー							
バタートースト	1枚	233	24	5.6	61	51	1.0
野菜サンド	1人前	300	100	6.5	235	80	1.6
ハンバーガー	1個	315	89	15.0	275	150	1.6
フレンチトースト	1人前	430	135	15.0	310	234	1.3
その他：単品のおかず							
焼きぎょうざ	6個(たれなし)	245	81	11.0	240	95	1.2
酢豚	1人前	485	210	23.0	630	255	2.4
ハンバーグ	1個	370	136	23.0	560	235	2.3
鶏の唐揚げ	4個	290	85	18.5	320	185	1.1
豚カツ	1枚	465	70	22.5	345	215	0.4
かき揚げ	1個	235	51	5.5	150	75	0.2
野菜サラダ	1皿	60	123	1.0	255	35	0.5
お浸し	小鉢1杯	30	61	2.5	260	35	0.8

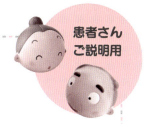

利用時のワンポイント
ご飯もの：ご飯とおかずの組み合わせより1食での食塩量が多くなりがちです．すし系は，昆布を入れてご飯を炊くため，すしめしはカリウムを多く含みます．また食塩も多く含みます．
食塩が多いので，食べる個数で調整しましょう．甘酢しょうがは残しましょう．
しょうゆはつけて食べるとかけすぎを防ぎます．たんぱく質コントロール時には不向き．
白いご飯とうなぎの蒲焼きにすると，たんぱく質や食塩を調整しやすくなります．
たれが浸み込んでいるご飯は残しましょう．脂肪分が少ない肉はカリウムが多めです．
「特盛」はたんぱく質，カリウム，食塩の摂取量が倍増します．サイズは小さめに．
大盛りにすると，カリウムや食塩も多くなります．福神漬やらっきょうは残します．
ハーフサイズにしたり，卵を少なめにするように頼んでみましょう．
薄味での調理を頼んでみましょう．
麺類：そばより，うどんなど白色の麺のほうが，リンの含有量は少なめです．ほとんどの麺は食塩を含みます．
つゆには食塩が多く含まれています．また，昆布を使っているためカリウムも多く含まれます．つゆは残しましょう．そばのほうがカリウム，リンが多めです．
えびの天ぷらを加えた天ぷらそばやうどんは，リンが多くなります．
砂糖やしょうゆで味つけしているため，糖分や食塩に注意が必要です．
月見そばやうどんはたんぱく質やリンが多くなります．卵とじにした場合も同じです．
肉が加わるため，たんぱく質，リンが多くなります．カレー粉はカリウムを多く含みます．
スープは残しましょう．たんぱく質コントロール時は，卵，チャーシューを残します．
たんぱく質コントロールの厳しい方は，チャーシュー麺の注文は控えましょう．
たれが麺に浸み込みやすいので，「たれは別皿でください」とひと声かけてみましょう．
たんぱく質コントロール時は，肉，魚，卵類などの具材が少ないものにしましょう．
たんぱく質コントロール時は，カリウムの多いソースは残しましょう．
パスタの中では，たんぱく質と食塩が少なめです．
パン：パン自体に食塩が含まれています．また，たんぱく質は白いご飯よりも多めです．
エネルギーをさらに確保したい場合，ジャムやはちみつを適宜，付け加えましょう．
カリウム量が多いトマトを使用しています．食塩は振りかけないで食べましょう．
ハンバーガー店のホームページに栄養量が出ています．食べる前に確認しましょう．
牛乳と鶏卵を使用するため，たんぱく質，カリウム，リンが多いパン料理です．
その他：付け合わせを含まない栄養価です．付け合わせを食べる場合には，用いる調味料に注意しましょう．
焼きぎょうざのほうが，水ぎょうざよりエネルギーが高めです．水ぎょうざにした場合，水分が多くなります．
たんぱく質コントロールの厳しい方は，豚肉を残しましょう．
肉料理は，たんぱく質，カリウム，リンが多めです．付け合わせに，いも類や緑黄色野菜がついている場合，カリウム量が多くなります．また，下味をつけてあるものがほとんどです．食べるときは，ソースなどは使わないようにしましょう．
えびが入った栄養価です．たんぱく質を少なくする場合，野菜かき揚げにしましょう．
緑黄色野菜の割合が増すとカリウムが増えます．ドレッシングは別添えに．
ほうれんそうのお浸しの場合です．色の濃い野菜はカリウムが多めです．

42 治療用特殊食品の栄養成分値と使い方のワンポイント〔1〕

商品名	重量(g)	エネルギー(kcal)	水分(g)	たんぱく質(g)	カリウム(mg)	リン(mg)	食塩相当量(g)
米, もち, 麺類, パンの主食類(低たんぱく質)							
ジンゾウ先生のでんぷん米0.1(もち粉なし)	100	360	11	0.1	6	17	0
でんぷん米げんたくん	100	355	—	0.3	34	25	Tr
1/25越後米粒タイプ	100	303	20〜28	0.2	0〜8.4	4.7〜30.9	0〜0.1
プロチョイス米	100	300	—	0.4	0〜8	1〜22	0
生活日記ごはん1/25	180	306	103.3	0.2	0〜8	5〜31	0
ゆめごはん1/35トレー	180	299	106.6	0.1	0.4	22	0
ピーエルシーごはん炊き上げ一番1/25	180	300	105.1	0.2	0	24	0
1/25越後ごはん	180	306	109.8	0.2	3	18	0
グンプンでんぷんもち	45	89	22.8	0.1	1	5	0
げんた速水もち	8	28	1.1	0	0.1	0.4	0
げんた冷凍めんうどん風	200	292	129.4	0.2	2	24	0
塩分ゼロうどん	100	355	—	9.0	—	—	0
ジンゾウ先生のでんぷん細うどん	100	310	22	0.3	6.5	18	0.5
そらまめ食堂たんぱく質調整うどん	80	294	10.1	0.2	15	33	0.04
たんぱく調整播州はりまのうどん(ゆで後)	100	107	73.3	0.5	1	12	0
たんぱく調整播州はりまのそうめん(ゆで後)	100	110	—	0.4	4	11	0
げんたそば	100	354	12.5	2.9	93	51.5	0
ジンゾウ先生のでんぷんそば	100	278	31	1.0	30	41	0.3
ジンゾウ先生のでんぷん生パスタ	100	293	27	0.1	2	24	0.7
アプロテンスパゲティタイプ	100	357	11.6	0.4	15	19	0.1
アプロテンマカロニタイプ	100	357	11.6	0.4	15	19	0.1
げんた冷凍めん 中華めん風	180	293	110	0.2	2.7	26.1	0.05
アプロテンたんぱく調整中華麺タイプ	100	357	11.6	0.4	15	19	0.1
グンプンヌードル	100	344	12.1	0.3	20.5	32.5	Tr
ジンゾウ先生のでんぷん生ラーメン	100	283	29	0.2	6	20	0.1
レナケアーとんこつラーメン	75.1	351	3.3	3.9	112	82	2.4
レナケアーしょうゆラーメン	72.2	327	3.2	3.2	109	70	2.6
即席げんたラーメン	73	341	—	3.3	77.6	49.5	3.5
即席げんたやきそば	72.2	350	—	3.2	67.1	46.7	1.5
生活日記パン	50	221	8.8	1.9	33	18	0.3
ゆめベーカリーたんぱく質調整食パン	100	260	41.4	0.5	16	25	0.1
ゆめベーカリーたんぱく質調整丸パン	50	146	17.1	0.2	8.3	13.7	0.06
越後の食パン	100	268	38.5	0.37	14	6	0.7
そらまる食パン1/25	100	267	—	0.37	16	5〜39	0.56〜1.01
まろやか食パン	100	324	32	3.0	38	46	0.4
冷凍越後の食パン	50	134	—	0.25	9	12	0.3
小麦粉などの粉もの類(低たんぱく質)							
グンプンNRでんぷん小麦粉	100	350	12.9	0.3	4.8	45.2	Tr
ジンゾウ先生のでんぷん薄力粉	100	360	10	0.2	10	32	0.2
ジンゾウ先生のでんぷんホットケーキミックス	100	382	13	0	3.2	28.3	0.6
T.Tホットケーキミックス	100	402	8	2.8	80	109	0.5
グンプンのT.Tパンミックス	100	356	11.8	3.6	51.2	48.6	Tr

Tr：微量．含まれてはいるが成分の記載限度に達していないもの(Tr=Traceの略)．詳細な商品情報などは，各メーカーへ問い合わせてください．

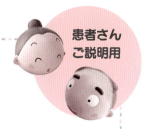

販売業者	特徴	分類
米，もち，麺類，パンの主食類（低たんぱく質）		
オトコーポレーション	でんぷんをお米の形に成形しています．たんぱく質含有量が極端に少なく，エネルギーは高い．炊飯タイプの米です．	主食：炊飯米
キッセイ薬品工業		
木徳神糧	米の中のたんぱく質を「たんぱく質を分解する酵素液」や「乳酸菌が入った液」などに浸して減らした調整米です．	
ジャネフ		
ニュートリー	電子レンジや熱湯で加熱すれば，すぐに食べられるパックご飯です．たんぱく質含有量や容量が，さまざまな種類で豊富にあります．ご自分の必要量に応じて使い分けましょう．	主食：パックごはん
キッセイ薬品工業		
ホリカフーズ		
木徳神糧		
グンプン	普通のもちと同様に調理できるでんぷん主成分のもちです．	主食：もち
キッセイ薬品工業	水に戻して使用します．そのため，焼きもちには利用できません．	
キッセイ薬品工業	冷凍タイプのうどんです．1食あたりのたんぱく質は普通のうどんの約1/25です．	主食：麺（うどん，そうめん，そば）
はくばく	たんぱく質制限は不要でも，食塩を控えたいときに用いる乾麺です．ほかにひやむぎ・そうめん・そばもあります．	
オトコーポレーション	乾麺タイプのうどん．	
ヘルシーネットワーク	1食あたりのたんぱく質は普通のうどんの約1/40の，乾麺タイプのうどんです．	
三香園商店卸部	乾麺タイプのうどん．	
三香園商店卸部	乾麺タイプのそうめん．	
キッセイ薬品工業	乾麺タイプのそば．たっぷりのお湯でゆでましょう．	
オトコーポレーション	カリウム，リンが少ないでんぷん麺です．	
オトコーポレーション	たんぱく，カリウム，リンが少ないでんぷんパスタです．	主食：麺（パスタ，スパゲティ，マカロニ）
ハインツ日本	乾麺タイプのスパゲティ．ゆで時間の目安：6〜8分	
ハインツ日本	乾麺タイプのマカロニ．ゆで時間の目安：6〜8分	
キッセイ薬品工業	たんぱく質を調整した中華麺風冷凍麺（スープなし）．	主食：麺（中華麺）
ハインツ日本	乾麺タイプの中華麺．ゆで時間の目安：6〜8分	
グンプン	半生タイプの中華麺．ゆで時間の目安：6〜8分．味噌味スープ付き．	
オトコーポレーション	生麺の食感がある中華麺（スープなし）．	
日清オイリオグループ	カップラーメンとんこつ味．スープが付いています．	主食：即席麺
日清オイリオグループ	カップラーメンしょうゆ味．スープが付いています．	
キッセイ薬品工業	お湯を注ぐだけの即席ノンカップ麺．粉末スープの素付き．	
キッセイ薬品工業	お湯を注ぐだけの即席ノンカップ麺．粉末つゆの素付き．	
ニュートリー	個包装のクロワッサンタイプ．外食時に持参してもよいでしょう．	主食：パン類
キッセイ薬品工業	たんぱく質を調整した米粉を使った「たんぱく質調整食パン」です．加熱して食べます．	
キッセイ薬品工業	たんぱく質を調整した米粉を使った「たんぱく質調整丸パン」です．	
バイオテックジャパン	たんぱく質調整米で作ったパン．やや割れやすく，トーストは軽めに焼きます．	
テルモ	食パンタイプの米粉パンで，たんぱく質は1/25です．レンジやトースターで，加熱してから使用します．	
タカキベーカリー	たんぱく質を2/3カット，1枚当たり2.8gの食物繊維入りの冷凍の食パンです．常温で解凍し，そのままでもトーストでも食べられます．	
ヘルシーフード	自然解凍でも，トーストでも食べられる冷凍の食パンです．	
小麦粉などの粉もの類（低たんぱく質）		
グンプン	天ぷらやお好み焼きなど，普通の小麦粉と同様に使える低たんぱく質の小麦粉です．	小麦粉など
オトコーポレーション		
オトコーポレーション	一般のホットケーキミックスと同様に使える低たんぱく質のホットケーキミックスです．	
グンプン		
グンプン	パン焼き機やオーブンで簡単にパンを焼くことができます．	

43 治療用特殊食品の栄養成分値と使い方のワンポイント〔2〕

商品名	重量(g)	エネルギー(kcal)	水分(g)	たんぱく質(g)	カリウム(mg)	リン(mg)	食塩相当量(g)
ドリンク，ゼリー，菓子（エネルギー調整用）							
ハイカロ160 みかんドリンク	125 ml	160	98.3	0	0	0	0
リーナレン LP	125 ml	200	94.8	2.0	60	40	0.2
リーナレン MP	125 ml	200	93.6	7.0	60	70	0.3
テルミール ミニ コーヒー味	125 ml	200	94	7.3	100	90	0.3
ジューシオ ミニ オレンジ味	125 ml	200	93.3	8.0	72	60	0.2
笑顔倶楽部すいすい アセロラ風味	125 ml	160	100	8.0	0	5	0.1
エネビットゼリー	150	200	95	0	18	8	0
マクトンクラッシュゼリー	100	150	61.5	0	9.5	0.9	0.1
ハイカロ160 みかんゼリー	76	160	35.8	0	2	1	0
ムースアガロリー バナナ味	67	160	37.3	0.2	18	9	—
プロッカZn オレンジ	77	80	57.7	6.2	11	0	0.1
おいしいプロテインゼリー いちご味	74	88	51	7.2	7.3	7	0.1
アイオールソフト 120	77	120	50	4.9	93	39	0.3
明治メイバランスブリックゼリー プレーン味	220	350	145	12.0	320	195	0.6
メイバランス MiniL アイス(バニラ)	75	100	38.9	3.7	120	72	0.1
ニューマクトンクッキー	9.3	50	0.2	0.3	4	3	—
たんぱく調整ビスコ	10.9	55	—	0.3	6	6	Tr
越後のラスクメープルシュガー	30	142	—	0.2	5	9	0.2
たんぱく調整純米せんべいサラダ味	65	391	—	0.6	81	19	0.2
ゆめせんべい しお味	20	100	0.5	0.2	1.8	3	0.1
たんぱく調整柏餅(こしあん)	60	144	24	0.4	7	9	Tr
調味料（エネルギー調整用，食塩調整用）							
粉飴顆粒 分包	13	50	0.5	0	0〜0.7	0〜0.7	0
低カロリー甘味料マービースティック	1.3	2.6	0	0	0	0	0
マクトンオイル	100	900	—	0	—	—	0
日清MCTパウダー	13	100	0	0	0.2	0	0
ジャネフ減塩醤油	5 ml	4	4.1	0.4	14	10	0.5
低塩だしわりしょうゆミニパック	5 ml	4	4.3	0.2	2	2	0.4
げんたつゆ	5 ml	7	3.5	0.3	11.6	5.5	0.5
だしわりつゆの素	5 ml	6	3.2	0.2	7	4	0.4
減塩みそ	10	20	4.9	1.1	45.2	18.0	0.5
プロチョイスマヨネーズタイプ	100	720	17.5	0.3	2.6	7.3	1.2
その他（ミルク，みそ汁，おかず，弁当類）							
低リンミルク L.P.K	20	92	0.5	3.0	80	16	0.1
低リン乳	125 ml	80	113.7	4.1	145	58	0.2
パーフェクトイン 80K	23	81	—	5.4	88	44	1.1
げんたみそ汁 わかめ	21	55	—	1.0	36	18	1.1
まろやかカレーたんぱく調整	170	245	121.9	2.5	290	63	0.8
プロチョイス煮込みハンバーグ	150	196	108.7	5.9	309	77	0.9
ゆめの食卓ごはん付きやわらかカツの卵とじ風弁当	(1袋)	568	221.8	9.9	251	136	1.7
いきいき御膳 すき焼き	(1食)	315	166	8.3	349	88	1.8

詳細な商品情報などは，各メーカーへ問い合わせてください．

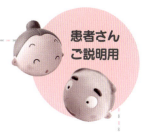

患者さん
ご説明用

販売業者	特徴	分類
ドリンク，ゼリー，菓子（エネルギー調整用）		
キユーピー	たんぱく質が少なく，エネルギーが高いドリンクです．	ドリンク
明治	たんぱく質をコントロールする方の食欲不振時の栄養補給に用います．	
明治	透析期の食欲不振時に，栄養補給に用いることのできる高エネルギー，高たんぱく質のドリンクです．ビタミンや微量ミネラルも補えます．	
テルモ		
ニュートリー		
フードケア	高たんぱく質のドリンクで，無脂肪のためさっぱりしています．	
ニュートリー	高エネルギーの飲むゼリーです．たんぱく質を含まず，食物繊維なども補えます．ドレッシングと合わせたり調理にも使えます．	ゼリー，ムース
キッセイ薬品工業		
キユーピー	低たんぱく質，高エネルギーのゼリーとムースです．細かく砕いて，ドレッシングと合わせたり，調理にも使えます．	
キッセイ薬品工業		
ニュートリー	透析期の食欲不振時の栄養補給に用いる，高たんぱく質のゼリー．ピーチ，青りんご，甘酒，グレープ味あり．	
バランス	高たんぱく質で，鉄，亜鉛，ビタミン類もバランスよく配合されたゼリー．	
ニュートリー	甘みが少なく豆腐のようにしてもおいしく食べられます．	
明治	エネルギーとたんぱく質，亜鉛の補給に．お湯で温め，再度冷やし固めればお好みの形にできます．（病院・施設向け商品）	
明治	ビタミン・ミネラル配合の栄養調整アイス．	アイスクリーム
キッセイ薬品工業	低たんぱく質のクッキー．1枚50kcalでエネルギー計算が簡単．	菓子類
江崎グリコ	低たんぱく質のクリームサンドビスケット．2枚で1パック．	
バイオテックジャパン	たんぱく質調整米で作ったたんぱく質が少ないラスク．	
木徳神糧	低たんぱく質せんべい．他に，えび味，甘しょうゆ味があります．	
キッセイ薬品工業	低たんぱく質のせんべい．1袋100kcalでエネルギー計算が簡単．	
木徳神糧	冷凍タイプの低たんぱく質和菓子．約3時間程度の自然解凍．	
調味料（エネルギー調整用，食塩調整用）		
H＋Bライフサイエンス	料理や飲み物に加えて，エネルギー補給に使います．	甘味料
H＋Bライフサイエンス	エネルギーコントロールの際に砂糖の代わりに使用します．	
キッセイ薬品工業	油っぽさが少ない液体タイプの油．	油類
日清オイリオグループ	粉末タイプの油．調理に混ぜたり，菓子類に加えて使用します．	
ジャネフ	小袋タイプの減塩のしょうゆ．	減塩調味料
日清オイリオグループ	だしのうまみを活かした，低塩，低リン，低カリウムのしょうゆ．	
キッセイ薬品工業	食塩，カリウム，リンが少ないしょうゆ風味のつゆ．	
日清オイリオグループ	濃縮6倍タイプで，食塩が少ないつゆです．	
マルサンアイ	減塩みそです．	
キユーピー	低たんぱく質でカリウム，リン，ナトリウムも控えたマヨネーズ．	
その他（ミルク，みそ汁，おかず，弁当類）		
クリニコ（森永乳業）	低リン食を指示されている方への粉末タイプのミルク．	低リンミルク
いかるが牛乳	牛乳と同様に使用します（125mlのパックタイプ）．	
アイドゥ	具なしの，粉末のみそ汁．たんぱく質やビタミン類の補給に．	みそ汁
キッセイ薬品工業	たんぱく質と塩分が控え目の即席みそ汁．	
ハウス食品	レトルトタイプ．ほかにハヤシライス，クリームシチューあり．	低たんぱく質のおかず，弁当
キユーピー	レトルトタイプ．熱湯でゆでて使用します．ほか多数．	
キッセイ薬品工業	電子レンジで解凍，加熱するたんぱく質調整の冷凍弁当．	
ヘルシーフード	主菜1，副菜4の弁当タイプ．電子レンジで解凍，加熱する冷凍おかずセット．	

付表

引用・参考文献

総論

1) 日本腎臓学会編：CKD 診療ガイド 2012．東京医学社，2012．
2) 日本腎臓学会編：エビデンスに基づく CKD 診療ガイドライン 2013．東京医学社，2013．
3) 菱田　明ほか：特集　慢性腎臓病（CKD）．日腎会誌，48（8）：688-722，2006．
4) 腎と透析編集委員会編：CKD のすべて．腎と透析，67（増刊号）：5-517，2009．
5) 腎と透析編集委員会編：AKI と CKD のすべて．腎と透析，69（増刊号）：5-446，2010．
6) 椿原美治ほか：特集　透析患者の検査結果の読み方．腎と透析，68（増大号）：599-922，2010．
7) 新田孝作ほか：特集　腎疾患の診療に役立つ新しい検査．腎と透析，65（10）：485-592，2008．
8) 野口善令ほか：これだけは知っておきたい検査のポイント．medicina，47（11）（増刊号）：610，10-610，2010．
9) Pediatric Nephrology 6th edition. Springer-Verlag Berlin Heidelberg, 2009.
10) 上村　治：腎臓病小児のマネジメント─実践のための数学的アプローチ．診断と治療社，2011．
11) 厚生労働科学研究費補助金（難治性疾患克服研究事業）総括研究報告書．本邦小児の新たな診断基準による小児慢性腎臓病（CKD）の実態把握のための調査研究．研究代表者石倉健司（都立小児総合医療センター腎臓内科医長）．
12) Srivastava, T., Warady, B. A.：Overview of the management of chronic kidney disease in children. UpToDate 2011.
13) Wong, C. S., Warady, B. A., Srivastava, T.：Clinical presentation and evaluation of chronic kidney disease. UpToDate 2011.
14) 日本腎臓学会：慢性腎臓病に対する食事療法基準 2014 年版．日腎会誌，56（5）：553-599，2014．
15) 服部元史ほか：2006 年～2011 年までの期間中に新規発生した 20 歳未満の小児末期腎不全患者の実態調査報告．日本小児腎臓病学会雑誌，26：154-164，2013．
16) 日本透析医学会：2009 年版日本透析医学会腹膜透析ガイドライン．透析会誌，42（4）：285-315，2009．
17) 厚生労働省：平成 21 年国民健康・栄養調査結果の概要．2011．
18) Fouque, D., et al：A proposed nomenclature and diagnostic criteria for protein-energy wasting in acute and chronic kidney disease. Kidney Int, 73（4）：391-398, 2008.
19) Gaede, P., et al：Effect of a multifactorial intervention on mortality in type 2 diabetes. New Engl J Med, 358：580-591, 2008.
20) Quan, L., et al：Negotiated care improves fluid status in diabetic peritoneal dialysis patients. Perit Dial Int, 26（1）：95-100, 2006.

各論

1) 厚生労働省：日本人の食事摂取基準（2015 年版）．厚生労働省「日本人の食事摂取基準」策定検討会報告書，第一出版，2015．
2) 日本腎臓学会編：慢性腎臓病に対する食事療法基準 2014 年版，2014．
3) 日本腎臓学会編：エビデンスに基づく CKD 診療ガイドライン 2013．東京医学社，2013．
4) 中尾俊之編：腎臓病食品交換表─治療食の基準（黒川清監修）．第 8 版補訂，医歯薬出版，2015．
5) 中川由紀ほか：腎移植患者の食事療法．腎と透析，63（6）：831-834，2007．
6) 西　慎一ほか：腎移植と生活習慣病．日腎会誌，46（8）：792-797，2004．
7) 服部元史：小児慢性腎臓病に対する食事療法．腎と透析，63（6）：825-830，2007．
8) 文部科学省科学技術学術審議会資源調査分科会編：日本食品標準成分表 2015 年版（七訂）アミノ酸成分表編，2015．
9) 医歯薬出版編：日本食品成分表 2015 年版（七訂）本表編．医歯薬出版，2016．
10) 日本糖尿病学会編・著：糖尿病治療ガイド 2014-2015．文光堂，2014．
11) 日本糖尿病学会編：科学的根拠に基づく糖尿病診療ガイドライン 2013．南江堂，2013．
12) 本田佳子編：トレーニーガイド栄養食事療法の実習─栄養ケアマネジメント．第 10 版，医歯薬出版，2015．
13) 牧野直子監修：Food & cooking data 塩分早わかり．改訂版，女子栄養大学出版部，2002．
14) 竹内富貴子：家庭のおかずのカロリーガイド（香川芳子監修）．女子栄養大学出版部，2008．
15) 竹内富貴子：毎日の食事のカロリーガイド（香川芳子監修）．女子栄養大学出版部，2008．
16) 兼平奈々：カリウムコントロールの実際．臨床栄養，115（4）：458-461，2009．
17) 斉藤　昇ほか：透析患者と食事管理（沢西謙次監修）．第 2 版，第一出版，2006．
18) 腹膜透析治療法ガイドライン作成ワーキンググループ委員会編：腹膜透析ガイドライン．透析会誌，42（4）：285-315，2009．
19) 深川雅史ほか：透析患者における二次性副甲状腺機能亢進症治療ガイドライン．透析会誌，39（10）：1453-1455，2006．
20) 日本透析医学会：2008 年版日本透析医学会「慢性腎臓病患者における腎性貧血治療のガイドライン」．透析会誌，41（10）：661-716，2008．
21) 日本腎臓学会・日本高血圧学会編：CKD 診療ガイド─高血圧編．東京医学社，2008．
22) 村田光範：やせ・栄養不良の定義，診断，評価．小児内科，41（9）：1259-1263，2009．
23) 飯野喜俊ほか：わかりやすい水電解質　病態とその治療．第 2 版，中外医学社，1999．
24) 杉野信博ほか：特集　ナトリウム代謝異常の病態と腎．腎と透析，51（3）：287-392，2001．
25) 鍋島邦浩ほか：浮腫をどう診るか．medicina，45（11）：1950-2077，2008．
26) 河原克雅ほか：特集　ここを理解すれば水電解質がわかる．腎と透析，65（1）：15-142，2008．
27) 柴垣有吾ほか：酸塩基・電解質　日常で出くわす異常の診かた．medicina，47（6）：929-1084，2010．
28) 鈴木正通ほか：特集　カリウム代謝異常の病態と対策．腎と透析，56（4）：457-545，2004．
29) 杉野信博ほか：特集　水・電解質異常─管理の実際．日内会誌，92（5）：711-851，2003．
30) 黒川　清：水・電解質と酸塩基平衡．改訂第 2 版，南江堂，2004．
31) 飯野喜俊ほか編：新標準透析療法．中外医学社，2001．
32) 飯野喜俊ほか編：透析療法パーフェクトガイド．第 4 版，医歯薬出版，2015．
33) 飯野喜俊ほか監訳：臨床透析ハンドブック．第 4 版，メディカル・サイエンス・インターナショナル，2009．
34) 西沢良記編：最新透析医学．医薬ジャーナル社，2008．
35) 斎藤　明ほか：血液浄化療法 2009．腎と透析，65（増刊号）：13-745，2009．
36) 足立　靖ほか：腎移植．日腎会誌，50（7）：861-914，2008．
37) 剣持　敬ほか：腎臓移植．日本臨牀，68（12）：2291-2295，2010．
38) 仲谷達也ほか：腎移植．最新透析医学（西沢良記編），641-674，医薬ジャーナル社，2008．
39) 杉山　敏ほか：特集　腎移植と腎─その診断と治療．腎と透析，59（6）：921-950，2005．
40) 西　慎一ほか：慢性腎臓病（CKD）と腎移植．移植，42（3）：342-346，2007．
41) Food and Agriculture Organization/World Health Organization. Energy and protein requirements. In：Technical Report Series No 522, Report of a joint FAO/WHO Expert Committee, Geneva：WHO, 1985.

索引

和文索引

あ

悪性腫瘍…6
あま塩…36
アミノ酸スコア…30,31,55
　　──が高い食品例…31
アルブミン…21
　　──尿…2,65
維持血液透析期…17
維持腹膜透析期…16
移植腎の機能…95
溢水…16
飲酒…8
飲水…72,73,76,77,82
インピーダンス(BIA)法…20
うす塩…36
栄養障害…38,39,76,78,79,84,85
栄養成分表示…58,59,60,61
栄養評価…84,88,89
栄養不良…90
エネルギー
　　──摂取量…16,38
　　──の取りすぎ…39
　　──量(食品100g中)…96
エリスロポエチン製剤…9,12
嚥下…86

か

外食…60,61,100
　　──メニュー…60
加工食品…53
　　──に含まれるリン…52
カリウム…72
　　──減少率…49
　　──残存率…48
　　──除去率…48
　　──量(食品中の)…98
　　──を多く含む食品…46,47
　　──を減らす調理法…46,47,48,49
加齢…5
間質性腎炎…8
間食…62,63
甘味類…42,43
喫煙…8,85
急速進行性糸球体腎炎…6
拒絶反応…92
禁煙…84
筋肉の麻痺…45
筋力…21
クレアチニンクリアランス…11
計量スプーン…56,57
血圧…12,13,68,69
血圧低下…70,72
血液透析…70,71,74,75
　　──の食事療法基準…72,73
血管の石灰化…12,50,51
血清カリウム値…27,44,45,46,47,74,80
血清クレアチニン値…2,14
血清リン値…27,52,74,80
　　──の上昇…51
血清リンの上昇…50
血中尿酸値…27
血糖…68,69,78,79
　　──値…13
　　──の異常…10
血尿…10
減塩…36,85
献腎移植…92,93
検尿…3,10
降圧目標…12,17,72
高カリウム血症…12,15,26,44,45,46
高血圧…8,17,32,65
高血糖…64,65
高尿酸血症…3,13,26
高リン血症…26
誤嚥…86
骨・関節痛…51
骨折…51
骨・ミネラル代謝異常…9,12,15,19,26,50,51
粉あめ…54,55
献立作成…62,63
コンピュータ断層撮影(CT)法…21

さ

砂糖…42,43
糸球体高血圧…64
糸球体濾過量…32,64
脂質
　　──の異常…9
脂質異常症…9,13,19
写真撮影法…20
重量と容量…36
主観的包括的栄養評価法…22
小児慢性腎臓病の食事療法基準…91
上腕筋周囲径…20
食塩…72,73,74,75,76,77,78,79,80,81,82,83,84
　　──過剰…32
　　──量(食品の)…36,37,97
　　──量(調味料の)…36,37
　　──量の求め方(ナトリウム量から)…36
食形態…86
食事…8,11
食事記録…56,57
　　──法…20
食品交換表…56,57
食品構成…62,63
食品成分表…56,57,58,59
食品添加物…53
食物摂取頻度法…20
腎移植…92,93,94,95
　　──後の食事療法…92,93,94,95
　　──治療…14
心機能障害…32
腎機能障害進行の抑制…26,27
心血管系合併症…50,51
心血管疾患…6,8,39
腎硬化症…6,7
腎後性腎障害…6
腎性貧血…9,12
腎臓病食…67,68
腎臓病食品交換表…56,57
身体計測…88
身長 SDS…17,88
身長と体重…89,90,91
　　──の標準偏差スコア…17,88
身長別標準体重…90
推算 GFR…5
推算糸球体濾過量…2,5
推定エネルギー必要量…40
推定カリウム摂取量測定…11
推定食塩摂取量…34,72
　　──測定…11
推定たんぱく質摂取量測定…11
水分…72,73,74,75,76,77,78,80,81,82,83
水分出納…76

生活…11
　――習慣…8
生体腎移植…92,93
生着率(腎移植の)…92
成長障害…15,88
成長ホルモン抵抗性…15
生命予後…50,51
石灰化(血管の)…50,51
赤血球造血刺激因子製剤…9,12
先行的腎移植…92
咀嚼…86,87

た
体格指数…24
代謝性アシドーシス…12,15,26
体重…20,41,76,77,82
多発性嚢胞腎…7
食べ物との相互作用…95
たんぱく
　――異化率…72
　――尿…2,10
たんぱく質
　――摂取量の推定方法…28
　――摂取量の評価…72
　――調整ご飯…62,63
　――調整食品…54
　――とカリウム…46,47
　――とリン…52,53
　――量(食品100 g 中)…96
蓄尿…28,34
中鎖脂肪製品…42,43
長期透析中に出現する合併症…70,71
調味料…37,97
治療用特殊食品…28,29,30,31,42,43,54,55,102,104
低栄養…40,75,86
低塩…36
低カリウム血症…82,83
低たんぱく血症…32
低たんぱく食…85
　――の効果…27
適正なエネルギー量…40,41
でんぷん…42,43
　――製品…42,43,54
透析液…79
透析期…16
透析実施中に出現する異常症状…70

透析実施中に出現する症状…71
透析食…67
透析導入の遅延…26
透析療法…14,19
糖尿病…18
　――食…67,68
糖尿病性腎症…7,13,64,65,66,67,68,69
　――の食事療法基準…66,67
　――の早期診断基準…11
動物性たんぱく質比率…30,31
ドナー…92,93
ドライウエイト…73,76
とろみ調整食品…86,87

な
ナトリウム…32,33
ナトリウム量…58
　――から食塩量に変更する計算式…58
二次性副甲状腺機能亢進症…50,51
二重エネルギー X 線吸収(DXA)法…20
日本食品標準成分表…56,57,58,59
尿たんぱく
　――排泄量測定…11
　――量…24
尿中リン排泄量…52
尿沈渣…10
尿毒症…26,27
　――症状…13
　――性毒素…13
　――性物質…26
　――を引き起こす物質…27
ネフローゼ症候群…7
飲み込み…86,87

は
廃棄率…58
はかり…56,57
皮下脂肪厚…20
肥満…38,39,40,41,68,69,90
　――関連腎症…38
　――判定…24
標準体重…73
微量アルブミン尿…10,64,65

貧血…15
腹膜から吸収されるエネルギー…80
腹膜透析…78,79,80,81,82,83
　――療法における食事療法の基準…81
服薬で変わる食生活…94,95
浮腫…32,33,87
不整脈…44,45
プリン体…94
プレアルブミン…21
保存期…11,15

ま
膜性腎症…6
マクトン…43,54,55
慢性糸球体腎炎…7
慢性腎盂腎炎…7
慢性腎臓病に対する食事療法基準…24,25
むくみ…33
メタボリックシンドローム…10,38,39
メニュー選び…60,61
免疫抑制薬…92,93

や
やせ…85,90
油脂類…42
幼児期から思春期の食生活…91

ら
利尿薬…32
リン…72
　――量(食品中の)…99
　――を多く含む食品…52,53
リン酸塩…52,53
るい痩(やせ)…40
ループス腎炎…7
レシピエント…92,93
連続携行式腹膜透析…78

数字・欧文
24 時間蓄尿…10,11
BMI…20,24
CAPD…78,79
　――と栄養障害…78
CKD
　――-MBD…9,15,26,50,51
　――ステージ…24,25
　――の重症度分類…2,24
　――のリスク因子…8
DW…73,76
eGFR…2,4,5
ESA…9,12
GFR…2,4,5,67
　――の推算式…3
　――の推算式(小児)…5
GNRI…22
HbA1c…14,18,66,68
Maroni の式…11
Maroni 法…28
MIA…38
MICS…38
MIS…22
NGSP 値…14
nPCR…72
Schwartz 変法…4
SDS…17,88
SGA…22

【編者略歴】

飯田 喜俊（いいだ のぶとし）
- 1952年　北海道大学医学部卒業
- 1963年　米国エモリー大学腎臓病科研究員
- 1972年　大阪府立病院腎臓内科部長
- 1975年　日本腎臓学会評議員
- 1986年　日本透析医学会理事
- 1992年　淀川キリスト教病院教育顧問
- 1993年　日本透析医会常任理事
- 1994年　日本腎臓学会功労会員，日本透析医学会名誉会員
- 1997年　日本透析医会副会長
- 2004年　仁真会白鷺病院顧問
- 2006年　日本透析医会顧問

兼平 奈奈（かねひら なな）
- 1979年　名古屋栄養短期大学食物栄養科卒業
- 1989年　衆済会増子記念病院栄養課主任
- 2004年　東海学園大学人間健康学部管理栄養学科講師
- 2005年　日本女子大学家政学部食物学科卒業
- 2009年　横浜国立大学大学院教育学研究科修了
- 2011年　東海学園大学健康栄養学部管理栄養学科准教授

スタッフから患者さんに伝えたい
慢性腎臓病（CKD）食事指導のポイント
第3版　　ISBN978-4-263-70654-1

2011年 9月25日	第1版第1刷発行
2013年 1月20日	第2版第1刷発行
2014年 2月25日	第2版第2刷（補訂）発行
2016年 2月25日	第3版第1刷発行
2017年10月15日	第3版第2刷発行

編　者　飯　田　喜　俊
　　　　兼　平　奈　奈
発行者　白　石　泰　夫
発行所　医歯薬出版株式会社
〒113-8612 東京都文京区本駒込1-7-10
TEL.（03）5395-7626（編集）・7616（販売）
FAX.（03）5395-7624（編集）・8563（販売）
http://www.ishiyaku.co.jp/
郵便振替番号　00190-5-13816

乱丁，落丁の際はお取り替えいたします　　印刷・三報社印刷／製本・皆川製本所
Ⓒ Ishiyaku Publishers, Inc., 2011, 2016. Printed in Japan

本書の複製権・翻訳権・翻案権・上映権・譲渡権・貸与権・公衆送信権（送信可能化権を含む）・口述権は，医歯薬出版（株）が保有します．

本書を無断で複製する行為（コピー，スキャン，デジタルデータ化など）は，「私的使用のための複製」などの著作権法上の限られた例外を除き禁じられています．また私的使用に該当する場合であっても，請負業者等の第三者に依頼し上記の行為を行うことは違法となります．

JCOPY ＜（社）出版者著作権管理機構 委託出版物＞

本書をコピーやスキャン等により複製される場合は，そのつど事前に（社）出版者著作権管理機構（電話03-3513-6969，FAX 03-3513-6979，e-mail:info@jcopy.or.jp）の許諾を得てください．

腎臓病スタッフと患者さんのためのCKD対策決定版テキスト！

知りたいことがよくわかる 腎臓病教室 第4版

中尾 俊之 編著

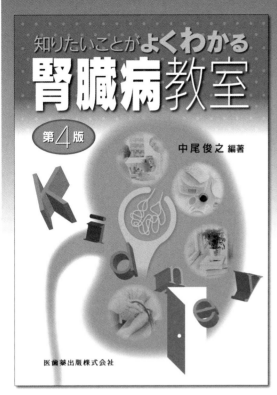

◆ B5判 214頁 定価（本体3,100円+税）
ISBN978-4-263-70645-9

● 日本腎臓学会の「慢性腎臓病に対する食事療法基準2014年版」をはじめ，最新の診療ガイドライン，統計資料に基づく改訂第4版．
● 個々の腎臓病や治療法の説明のみならず，具体的な診療手順について明瞭に解説．
● 最新の各種ガイドライン，食事療法，治療薬，透析予防，生活活動など，腎臓病治療において知っておくべき事項を余すところなく確認できる構成．
● 医療スタッフや，患者さんとそのご家族のための，腎臓病診療の全貌をわかりやすく俯瞰できる一冊．

CONTENTS

1 腎臓病の診療と患者指導はどのように行われるか
2 腎臓の構造と働き
3 腎臓病の症状と出方
4 腎臓病の種類と特徴
5 腎臓病の診断と治療の実際
6 腎臓病と検査
7 腎臓病と薬
8 腎臓病と食事
9 腎臓病と運動・仕事・日常生活
10 透析予防のための保存療法
11 透析療法
12 腎移植の知識

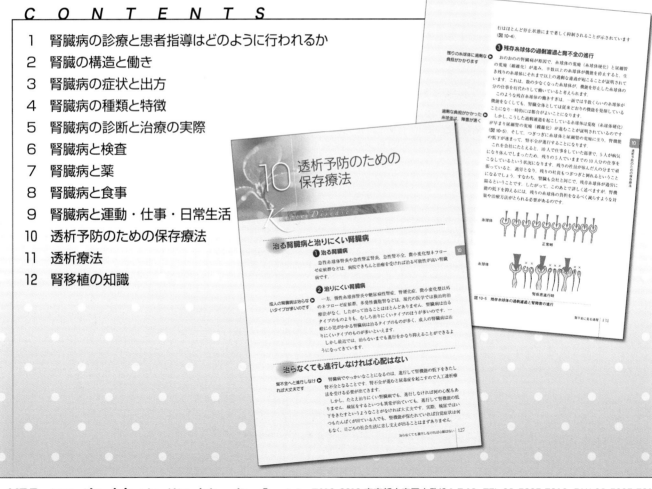

医歯薬出版株式会社　〒113-8612 東京都文京区本駒込1-7-10　TEL.03-5395-7610 FAX.03-5395-7611
http://www.ishiyaku.co.jp/

透析スタッフの"問題解決と実践に役立つ"最良のガイドブック！

透析療法パーフェクトガイド 第4版

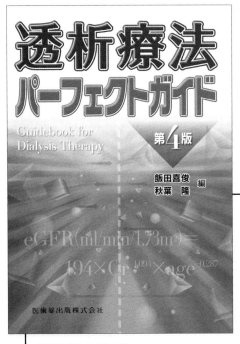

飯田 喜俊・秋葉 隆 編

■B6判 416頁 定価（本体4,000円+税）
ISBN978-4-263-70627-5

- 最新の各種ガイドラインや用語集に沿って改訂した第4版．
- 透析スタッフが日常よく遭遇する重要な症状・所見や，知っておくべき諸知識について，それぞれの内容や対策のポイントを1～2ページに収め，わかりやすくコンパクトに整理．
- 最新の検査や治療薬，関連機器なども盛り込み，臨床現場で即実践できるハンディなガイドブック．
- 関連する検査，薬の用い方，患者ケア，食事療法，心理・社会問題，透析機器・装置，基礎知識まで，広く深く収載．
- 医師をはじめ，看護師，臨床工学技士，栄養士，薬剤師など，チーム医療を展開するスタッフのための実践書．

CONTENTS
- Ⅰ 透析療法の基礎知識
- Ⅱ 透析療法の実際
- Ⅲ 患者の日常生活の注意点
- Ⅳ 看護ケア
- Ⅴ 透析中の症状と対策
- Ⅵ 透析合併症と対策
- Ⅶ 検査異常と対策
- Ⅷ 食事療法と問題点
- Ⅸ 薬の用い方
- Ⅹ 透析患者の心理・社会問題と社会資源
- Ⅺ 腎移植の諸問題
- Ⅻ 透析関連機器・装置

- 1テーマ1～2ページでまとめた，わかりやすい構成！
- 随所に「Point & Advice」を収載し，治療やケアの勘所について具体的に解説．

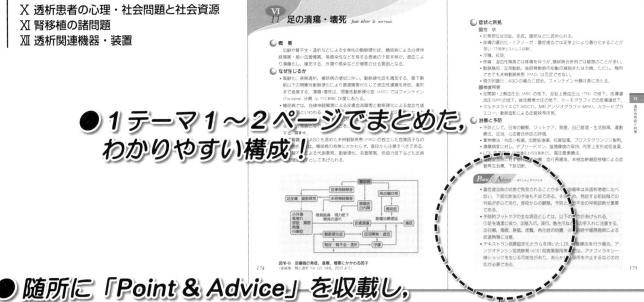

医歯薬出版株式会社
〒113-8612 東京都文京区本駒込1-7-10 TEL.03-5395-7610 FAX.03-5395-7611
http://www.ishiyaku.co.jp/

「慢性腎臓病に対する食事療法基準2014年版」準拠！
食事療法の実践力と指導力が身につく臨床栄養別冊！

- 日本は未曽有の高齢社会をむかえ，高齢のCKD患者が増加し，わが国のCKD患者数は成人人口の約13％にものぼるといわれている．
- CKD診療における食事療法は重要視されつつも，患者さんへの有効なアプローチが不十分な現状のなかで，より有効な食事療法を実践するためには，患者教育の高い技術を備えた医療チームとなる診療システムを構築することが求められている．
- 本書は，CKD患者への食事指導場面を想定し，食事療法をQ&A形式で簡潔に解説．さらにエビデンスも提示することで，臨床に必要な知識や技能が論理的に身につく実践書になっている．

臨床栄養 別冊 栄養指導・管理のためのスキルアップシリーズ vol.3
CKD（慢性腎臓病）の最新食事療法のなぜに答える 基礎編

編集　中尾 俊之・酒井 謙・金澤 良枝・菅野 丈夫
■ B5判　140頁　定価（本体2,600円＋税）

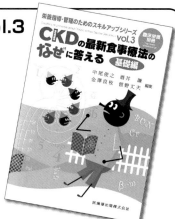

＜基礎編のおもな目次＞
- CKDの原疾患にはどのようなものがあるのでしょうか？　原疾患により食事療法に違いはあるのでしょうか？
- CKDで食事療法の適応となるのはどのような病態でしょうか？　また，その食事療法はその病態になぜ有効なのでしょうか？
- 低たんぱく質の食事療法で栄養障害にならないでしょうか？　それはなぜでしょうか？　栄養障害を予防するにはどうしたらよいでしょうか？
- 高血圧をともなうCKDには，どのような指導・管理をするのでしょうか？　降圧薬で血圧が良好にコントロールされれば食塩制限は不要でしょうか？
- CKD患者は，なぜサルコペニアやフレイルが起こるのでしょうか？　病態や症状，原因，予防・治療法について教えてください

臨床栄養 別冊 栄養指導・管理のためのスキルアップシリーズ vol.4
CKD（慢性腎臓病）の最新食事療法のなぜに答える 実践編

編集　金澤 良枝・菅野 丈夫・中尾 俊之・酒井 謙
■ B5判　144頁　定価（本体2,600円＋税）

＜実践編のおもな目次＞
- CKD患者の栄養状態をみるにはどんな方法がありますか？　栄養状態の判断基準を教えてください．
- 栄養量は現体重で算定しますか，標準体重で算定しますか？　それはなぜでしょうか？
- 低たんぱく食を行うにあたり，特殊食品の使用は必要でしょうか？　ステージによっては使用しなくても食事療法は可能でしょうか？
- 高齢保存期慢性腎不全患者でも，たんぱく質制限の食事療法を行ったほうがよいのでしょうか？　食事療法によって透析導入を延ばすよりも，早く透析導入したほうがよいのでしょうか？
- CKD患者のよく使う薬と，食事の相互作用について教えてください．なぜ，そのような作用が起こるのでしょうか？　どのように予防するのでしょうか？

 医歯薬出版株式会社　〒113-8612 東京都文京区本駒込1-7-10　TEL.03-5395-7610　FAX.03-5395-7611
http://www.ishiyaku.co.jp/

オールカラーで読んで楽しい，作って楽しい!!
多彩なメニューでらくらく食事管理！

腎臓病食品交換表による
三連カードでらくらく選べる
腎臓病・透析の献立

[編] **中尾 俊之**（東京医科大学名誉教授）

◆A4判　136頁　カラー　定価（本体4,200円＋税）
ISBN978-4-263-70560-5

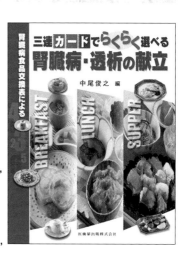

■たんぱく質制限に応じて，朝食（上段）・昼食（中段）・夕食（下段）の三連カードから3食を選ぶだけで，1日のたんぱく質・エネルギー・食塩・カリウム・リン・水分が同時に管理できる便利な献立カード．

■朝昼夕各51食，計153食のカラー献立を収載．おもな料理の作り方はもちろん，「献立メモ」では，利用する食品・調理法の注意事項や，献立のアレンジ・食材の代替案などを明示．

■各カードの「応用欄」には，「水分」「カリウム」「リン」「エネルギー」などをコントロールするためのコメントを細かく記載．厳しいコントロールが必要な方でも，安心して活用できる工夫満載．

■巻末の「料理索引」では，食材から献立を探すことができ，各献立のエネルギー・たんぱく質・カリウム・食塩・水分も確認可能．食べたいものからメニューを決定できる．

◁**好評発売中**▷

CONTENTS

巻頭
■慢性腎臓病と透析の食事療法
■本書の上手な使い方
■低食塩／低たんぱく質・高エネルギーの一品料理

料理カード
■朝食（No.1〜51）
■昼食（No.1〜51）
■夜食（No.1〜51）

巻末
■あとがき
■一品料理の材料と作り方
■付表
■料理索引

医歯薬出版株式会社　〒113-8612 東京都文京区本駒込1-7-10　TEL.03-5395-7610　FAX.03-5395-7611　http://www.ishiyaku.co.jp/

8年ぶりの大改訂！
大判でより見やすく，**オールカラー**でよりわかりやすく，使いやすく！

腎臓病食品交換表
第9版 治療食の基準

黒川　清　監修
中尾俊之・小沢　尚・酒井　謙　ほか編著

- A4判変形　192頁
- 定価（本体1,500円＋税）　ISBN978-4-263-70674-9

慢性腎臓病（CKD）食事療法のバイブル！
多数のイラストと写真でオールカラー化！

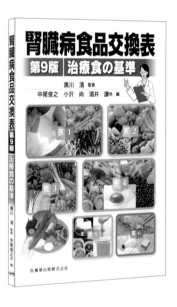

第9版 改訂のポイント

▶ 糖尿病の増加や超高齢社会の進展にともない，CKDや透析導入に至る患者さんの増加が指摘されている．病気の進行を遅らせ，さらには，透析導入を先延ばしにするためにも食事療法が必須となる．

▶ 食事療法の基本となる「たんぱく質」と「エネルギー」を，患者さんの腎機能・体格・性別・身体活動量に沿って見直した．

▶ 基本方針に従って，患者さんがそれぞれに食事療法を実践できるようにし，「モデル献立12例」を刷新した．

▶ 「日本食品標準成分表2015年版（七訂）」に準拠して，食品の栄養成分値を見直し，新しい食品を追加した．

CONTENTS

- 腎臓病とその治療食のあり方
- 腎臓病食品交換表のしくみ
- 腎臓病食品交換表の使い方
- 食品交換表（食品分類）
  - 表1 ご飯・パン・めん ／ 表2 果実・種実・いも ／
  - 表3 野菜 ／ 表4 魚介・肉・卵・豆・乳とその製品／
  - 表5 砂糖・甘味料・ジャム・ジュース・でんぷん ／
  - 表6 油脂 ／ 別表 別表1 きのこ・海藻・こんにゃく／
  - 別表2 嗜好飲料／別表3 菓子／別表4 調味料／
  - 別表5 調理加工食品 ／ 特殊 治療用特殊食品
- 食品選択と食事作り完全ガイド
- たんぱく質の単位別にみた食事のとり方
  - あなたの食事は何単位にしたらよいのでしょうか？
    たんぱく質60g・20単位・1,900kcalの食事／たんぱく質60g・20単位・2,100kcalの食事／たんぱく質50g・17単位・1,600kcalの食事／たんぱく質50g・17単位・1,800kcalの食事／たんぱく質40g・13単位・1,600kcalの食事／たんぱく質40g・13単位・1,900kcalの食事／たんぱく質30g・10単位・1,400kcalの食事／たんぱく質30g・10単位・1,600kcalの食事／たんぱく質20g・7単位・1,800kcalの食事
  - 長期透析療法の食事
    たんぱく質60g・20単位・1,800kcalの食事
    たんぱく質50g・17単位・1,600kcalの食事
  - 小児腎臓病の食事
    たんぱく質40g・13単位・1,500kcalの食事
- 食事を豊かにする工夫
  エネルギーを高める調理法／食欲不振のときの油の上手な使い方／主食に特殊食品を使ったときの表4の追加料理例／治療用特殊食品を使った一品料理／食品の食塩・カリウム・リンを減らす調理法

医歯薬出版株式会社
〒113-8612　東京都文京区本駒込1-7-10
TEL.03-5395-7610　FAX.03-5395-7611
http://www.ishiyaku.co.jp/

QRコードを読み取ると▶
詳細がご覧いただけます